RANG CHIDAI LAOREN
XIANGSHOU SHENGHUO

# 让痴呆老人享受生活

陈一新◎编著

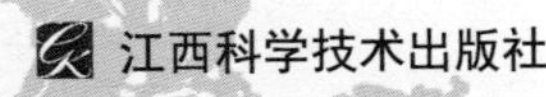
江西科学技术出版社

# 序

老年痴呆是高龄老人的常见多发病，患病之后病情会不断恶化且不可逆转，成千上万的老年人因此而丧失记忆、语言、推理和判断能力。随着世界各国的人均寿命普遍延长，高龄老人的人口比例在不断提高，社会应对老年痴呆的任务也愈来愈重。因为目前这种病不但尚无特别有效的治疗手段，而且病程漫长，护理难度大，患者饱受磨难，患者的家庭也承受着巨大的压力，家人在生理上和心理上都要付出巨大的代价。

改革开放以来，我国政府对养老事业高度重视，社会养老的投入大幅增加，“老有所养，病有所医”正在逐步实现。然而，对老年痴呆这种慢性疾患的照料，对患者家庭、社区和养老机构来说都十分棘手。

长期以来，许多江西省疾病防治战线离退休老科技工作者，还在为防病治病发挥余热、做贡献。江西省老科技工作者协会卫生分会常务理事、省劳动卫生职业病防治研究所原所长陈一新研究员在照料患老年痴呆的妻子的同时，热心对社区和养老机构进行专业调研，2012 年主持完成了“关于老年痴呆患病现状调查及社区老年服务路探”的课题后，仍然带着问题探索，不断总结经验，发表了有关论文并应邀赴国家老年基金会攀枝花会议交流经验。他编撰的这本书提供了痴呆老人照护的一些个人理念和实用方法，对家庭护理人员和养老机构的护理工作者有很好的参考作用。

江西省老科技工作者协会

2017 年 5 月 12 日

# 前 言

我从事医学临床和科研工作四十年，在退休之前没有从事老年病工作的经历。20 世纪 90 年代末，我赴美国探亲，在圣迭戈海边的我们孩子的住所旁，有一座护理院，留住的都是痴呆老人。我和妻子每天去海边散步，这个护理院是必经之地。透过护理院大门的栅栏和宽大的玻璃窗，我看到护理人员陪着三三两两坐在靠椅或者轮椅上的老人，耐心地用缓慢、简短的语句和肢体动作，指导老人看图片、做手指操，或者咿咿呀呀做简短的咏唱。不时，还会有老人向我们这些过往的行人招手示意。是时，我的心情非常复杂。我庆幸他们衣食无忧，并且享受着良好的照护，可仍然感受到他们特有的孤独、落寞和凄凉！2004 年，当发现妻子显现“失忆”迹象时，我怀着信念和勇气面对，开始关注老年痴呆的相关读物和文献。2009 年之后，随着妻子病情的加重，我们不再往返国内外。我立意在照护好病妻的同时，学习老年痴呆相关知识，力所能及地收集文献资料，希望还能在这方面为社会尽微薄之力。从 2012 年开始，在江西省社会科学院、江西省老科协，特别是江西省老龄工作委员会办公室支持下，我在南昌市相关社区和养老院持续开展了小范围的专业社会调查，并专程赴上海参观了两个采用不同运作方式的规模较大的养老院，加深了个人认识，为本书的编写奠定了基础。

随着调查的深入，我愈发感受到痴呆老人的安置和养护既是沉重的家庭问题，也是十分重大的社会问题。我们经常能在网络、报纸或者各种公共场所的告示上看到寻人启事，有多少家庭为这些老人的安置担忧？有多少老人日照中心愿意接受痴呆老人？有多少老人即便住进了养老院，可除了基本的生活照护之外，又有多少精神上的关照？这些疑虑，在我的脑海里总是挥之不去！

面对老龄化社会老年痴呆的高患病状况，本人认为，当前老年痴呆重在病因防治和患病老人的养护。本书以本人十三年的切身实践为素材，从坚持陪伴享受生活、认识老年痴呆、老年痴呆防治知识、痴呆老人养护知识四个方面阐述了老年痴呆的养护要素，可帮助读者更好地去体会和理解痴呆患者失去记忆后仍然存在的感觉和情绪。希望本书能对家庭和养老机构的护理工作，和普及社会痴呆老人养护知识有所裨益。

在本书的编写过程中，江西省老龄工作委员会办公室肖守渊、王超同志对书稿的内容提出了一些有价值的意见和建议，南昌大学第二附属医院肖新兰教授为本书提供了磁共振临床影像资料，在此一并表示感谢。

# 目 录

## 第三篇 老年痴呆防治知识

## 第四篇 痴呆老人养护知识

# 第一篇　坚持陪伴 享受生活

## 第一章　霍格威小镇的启示

一段时间以来，媒体传播着荷兰阿姆斯特丹市郊霍格威小镇的新闻趣事，人们用羡慕的目光，注视着在那儿生活的老人。我读过之后，深有感触，为此，摘抄于此，展示给读者。

在那个小镇子里

有这样一群老人：

他们忘记了自己是谁

忘记了自己从哪儿来

忘记了自己的家人

可他们活得比谁都自在快乐

一

镇子里有复古的咖啡屋和酒吧

拥挤繁忙的超市

美丽的公园

老人们

晨起逗猫遛狗

午后花园饮茶

夕阳下相互搀扶归家

一片岁月静好

生活的节奏平稳而普通

这看上去就是个普通小镇嘛

不！

它一点也不普通

因为它的一切都是假的！

镇子是假的

围墙和栏杆围起 10 个足球场大小的地方

只留一个玻璃大门

任何人都不能够随意出入

超市、饭店、邮局是假的

没有价签、不用花钱

结账只是走个过场

邻居、理发师、收银员

甚至行人都是假的

医护人员乔装打扮

渗透在老人们生活的每个细节里

这个“假”镇子

不是楚门的世界

而是为患有痴呆的老人

专门建立的大型疗养院

他们可能忘了自己是谁

忘了自己从哪儿来

将曾经最亲密的人变成陌生人

有人甚至说不出话来

无法表达

失智和失能

而这场大型的角色扮演游戏

给了他们最后的尊严

二

他们不再被拘束在白色病房里

有了自己的家

有了和自己一样的家人、邻居

小镇23所公寓住着152位失智老人

每间配有2名护理人员

因为大部分老年痴呆患者

对不熟悉的场所、颜色

甚至装饰都容易产生恐慌

所以公寓装饰回归20世纪50年代的风格

成了他们青春记忆里的模样

他们不用再听

医护人员耳提面命：

“你不能做这个！”

“你不能碰那个！”

没有人会不停地提醒他们：

你是病人！

他们在一个真实而宽容的社会中

像正常人一样生活

做任何想做的事情

去任何想去的地方

和邻居一起做家务

偶尔不想做饭了

相约出门吃顿大餐

去超市大采购

不用掏钱算账

不论买什么，不论买多少

收银员都报以真诚的微笑

想换个青春靓丽的发型？

“理发师”总能懂每一个手势

不用担心出门回不了家

也不用担心被陌生人拐跑
总有位善良的“路人”伸出援助之手
上一堂烘焙课
做面包、刷黄油
这里没有病人，也没有老人
只有心灵手巧的糕点师
时不时举办一场音乐 party
就算人们曲不成调
还有双手可以摇摆
最爱的是来自亲密爱人的陪伴
妻子每日来看望患有老年痴呆的丈夫
为他温柔地弹奏着钢琴
诉说着只有两个人懂的私语
虽然只能发出几个音节
但你总会懂我
附近学校的孩子们组队来看望老人
谈谈天、说说地
温暖走心的关照
比吃多少药都管用
他们如同一位位精神矍铄的老人家
感受着周遭给予的善意和温暖
枯竭已久的心灵有了甘霖的抚慰

他们仍然是社会的一分子

三

这个专为失智老人打造的

力求真实的虚拟世界

最初构想来自于一名普通护工：

Yvonne Van Amerongen

Yvonne 曾在失智老人护理中心工作

她亲眼看到有血有肉的无辜老人

在最后的岁月里

是如何的茫然与无措

他们像是犯了错的孩子

惶恐地看着周边的人和事

Yvonne 心痛不已

却不知道如何改变

养老院里失智老人的处境

当她接到母亲电话时

“你的父亲突发心脏病去世了……

没受什么苦，走得很快”

悲痛之余，却有几分欣慰

“谢天谢地，爸爸不用去养老院了”

因为她害怕自己的父亲在养老院里

会遭遇嫌弃和白眼

艰难度日

比起死亡的悲哀

人心的麻木才更加可怕

而她的母亲晚年时患上老年痴呆

住在家里，不认得家人

不过像个回到童年的小姑娘似的

日夜无忧

自那时起，她就在想：

能不能让失智老人们

和妈妈一样在自家

快乐地度过最后的时光？

而不是在阴冷的病房里

颤颤巍巍无法言语

## 四

2009 年，霍格威的建成

让这一构想落地成了现实

让他们

感受到由衷的自由和快乐

而且研究显示

住在霍格威的失智症患者服用较少的药物

他们胃口更好，更有活力

他们能够如同正常老人一样

开心快乐地活着。

读完这则趣闻，不禁让我们深深思考：人类改变不了生老病死的节奏，却可以决定如何走完这最后的时光。痴呆让老人们病了，可这并不是他们的错，谁又有理由去苛责他们呢？人们思考的不应是如何让他们带着爱，体面地笑对这个世界吗？霍格威小镇却给了他们无限的爱抚和尊严！

霍格威小镇的养老模式获得了外界巨大的认可。如今，在美国、德国、加拿大、丹麦、瑞士、挪威等国都出现了类似的养老小镇。

在我们这个经济还不发达的人口大国，霍格威小镇的养老模式不是都可复制的，但它背后的人性温度和对生命的那种尊重，却是可以借鉴的。

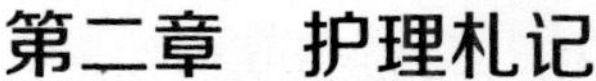

# 第二章　护理札记

——陪伴十三年，携手再向前

## 一、妻子的病情变化

妻是个智慧、倔强，有独立性格的女性，童年正遇抗日战争，家乡沦陷，跟随父母度过了几年流离失所的难民生活。十四岁时母亲去世，她在帮助父亲料理家务照看小弟的同时兼顾着学业。几经辍学，却始终没有消磨求学的欲望。1954 年，作为来自瑞昌县（现瑞昌市）唯一的女生，她被九江一中录取。医学院读书期间因为成绩好，表达能力强，三年级被选入生化专业师资班。在江西省卫生学校和江西中医学院任教的数十年中，她的语言表达能力、教学组织能力和科研能力得到师生的肯定。她科研工作颇有成绩，1984 年获江西省科技成果三等奖一项，还为江中制药厂的早期产品开发出过力。在子女的教育上，也显示强者风范。从孩子幼小的时候开始，就引导他们的求知欲望，培养独立思考能力，并且重视孩子的一些学习、生活细节，言传身教，让三个孩子都得以健康成长。我们的大儿子 1982 年参加高考，以江西省理科第二名的成绩，进入中国科技大学。毕业后，又以优异的成绩进入美国哈佛大学法学院，成为几十年来中国大陆在该校的最早的法学博士。现今，已是中美、中欧科技和经济交流中颇有影响的知识产权律师。小儿子是美国一州立大学终身教授、博士生导师。女儿也有一份很好的工作。

妻在中年之后，身体健康状况出现了一些问题，50 岁之后，出现头晕甚至耳鸣现象，血压时而偏高时而正常。当时，只是在有症状并测得血压高时，才服用降血压药物。55 岁以后，开始连续用药，常备的是硝苯地平，有时也用复方降压灵。1992 年（时年 57 岁）和 1994 年，因情绪波动，有过突然收缩压高达 170 ~ 190mm/Hg 的状况，同时，两手发麻，及时用药之后得到控制。从那时起，她的高血压开始引起我们全家人的重视，通过家庭监测血压等措施逐渐规范治疗，降血压药改用长效钙离子抑制剂，诸如氨氯地平、波依定和拜心同等，冬季有时还加用血管紧张素转换酶抑制剂。

2003 年 12 月中旬，我俩赴美国新泽西州小儿子家中，帮助照护出生两个月的孙女。初始设想：我俩共同照护一段时间，待熟悉、适应环境之后，她留下来，我就回国工作。在此期间，她勤勉细致的生活态度依旧，只是有时不能按预定时间给孩子喂牛奶，灶上热奶也偶尔会忘记关闭电源。于是，我只好留下，共同承担起照料孙女的任务。随后的一段时间，她的独立办事能力和生活能力并没有发生明显的变化；社会交际也一如既往，室外散步不管是遇见国人还是异国邻居，都能以礼相待，应对自如。是时，还给我织过一件毛衣，只是对我的依赖似乎多了一些。考虑到她有高血压，晚上孙女哭闹，都是我起床安抚。

2005 年 2 月，我们又一次去美国。一天下午 2 点许，因小孙女的抚养方式没有采纳她的意见，她有点不高兴，一人独自到社区广场散步。由于那地方我们常去，以往也有过一人独行的情况，我没有在意就应允了。两个多小时过去，没有见到她回来。我和孩子们去周边我们以往常去的地方寻找无果。傍晚了，一家人十分着急！无奈之下，我们向当地警方求助。警察在我们很少去的公路上，发现正在踱步的她。回到家中，她若无其事的平静。我们询问为何长时在外滞留，她不以为然，漠视时间和行路方向的失察。此后，在不熟悉的环境我们没有再让她一人行动。回国之后，有两年多的时间，在我们单位宿舍区域熟悉的环境里，她仍可以单独行动，也能安排日常生活。

2006—2007 年间，我们在上海孩子家中或者夏天在庐山避暑，大家生活在一起，她的个人生活全能自理，并和我一起照护孙女。不过，那时的理解、推理、判断、概括和计算等认知功能已受到损害，看书、看电视的兴趣淡薄了；计算能力衰退，买菜算不清价钱；生活中的年、月、日常常说不清楚，看钟表不能立即告诉时间。此时，我用简易精神状态检查量表（MMSE）对她进行了测试评分，她只能得到22分，是在界限分之下。此时，我已明确她患上了老年痴呆。

2008年2月底，我们再次去美国，经旧金山赴新泽西。她对离开了两年多的故地已全无印象，还常常不知是在中国还是美国。转到明尼苏达住了4个月，她对这地方始终无法建立印象，连地方名称也一直说不清楚。此时，她基本生活还能自理，还能为家里洗菜、洗碗，陪孙儿玩耍，情绪愉悦，我们也没有发现她有何不能适应，只是时而取物会有错误，例如洗脸用错毛巾，穿什么衣服要人提示。

2009年回到国内后，我就一直陪伴着她，基本是形影不离。她的智力锻炼、体力锻炼和生活作息，我都做了有规律的安排。为了锻炼脑力，坚持让她织毛线，她仍能钩针，只是无法织成衣物。2009年5月以后，孙儿在我们身边11个月，她能帮助清洗蔬菜，有时还能给孙儿喂食，和孙儿一道玩耍，并可独自上下电梯到一楼邮箱取报纸。2010年年初，独自开电梯的能力丧失。同年5月体检，除高血压外，生化检验正常，颅脑磁共振诊断为：皮层下动脉硬化性脑病；脑萎缩，以双侧颞叶海马为甚；脑动脉硬化（轻度）。治疗除了服用降血压药

物，使收缩血压保持在 130～150mm/Hg 外，还同时服用多奈哌齐，以缓解认知功能的衰退。随着生活自理能力的逐步降低，她穿衣、洗澡需要我们在身边指点，已经看不懂时钟，且不能辨别上午、下午、晚上。但在有人提示时还能参与择菜，与人见面还懂基本礼仪，简单的语言表达吐词清楚，只是没法多交流；汉语拼音还能拼读，也能读诵报纸，睡眠正常，无运动方面的损害表现。

2011 年春季之后，病情有新的发展，洗澡、穿衣的自主能力更差了，有时需要有人帮助才能完成，也不会随气温变化而增减衣物。考虑她牙齿损坏严重，我们商定给予拔牙后，安装义齿。在这一过程中，她能够配合医生完成了各项检查和治疗，但自己讲不清楚感受。义齿调好之后，每次装上使用时，精神都十分紧张，看着饭菜也不肯入食。因此，使用义齿只能作罢。从这以后，我在饮食结构和烹调方法上进行改进，帮助她解决咀嚼能力降低的困难。她吃的青菜要切得很碎，肉要切得很薄，荤食以鱼为主，基本是日日有鱼。是年 8 月，她开始出现错觉，看到镜中人影，会示意与影对话。时而拿着当年学生送的，写有她的姓名和称呼的茶杯，高兴地向身边人展示。当我们问她，这是什么地方的学生送的，她回答不了，对江西中医学院任教这段经历记忆已很模糊，可对初中毕业后任过半年代课老师的事，却仍有记忆。

2012 年 5 月，我因患腰椎结核住进医院。虽然经过药物治疗，但相当一段时间仍低热不退，一个月瘦了 7 千克。几个孩子心急如焚，两个在国外工作的儿子陆续回家商讨对策。妻也焦虑不安。当时，江西省人民医院和江西省胸科医院坚持药物治疗。可几个孩子都觉得我的体质较好，还有承受能力，力主赴北京手术。我自己一度同意省内医生意见，心想：七十多岁了，即若身体残障，甚或意外，也免遭手术的痛苦。然而，当我看着身边的病妻时，感到无限的内疚和失责！我流泪了！经过几个日夜的痛苦思考和自我鞭策，终于下定决心，去北京胸科医院做了手术。幸运的是，术后恢复很好，让我今天还有照护她的能力！我在医院住了 4 个多月，9 月回到家中，第一感觉是：她的语言更少了，常常到我的床边踱步，又显得有些陌生；接受使唤的能力衰退了些，让她换鞋时，她会看着鞋子无所适从；让她晒衣服，不知道如何把衣服挂上挂钩；但是计算能力变化不大，和她在室内传球还能跟着计数，仅出现个别错误。

2013 年，妻的健康状况比较稳定，日常活动也维持着惯有的规律，吃、喝、穿衣和如厕都在家人的指点下，由她自己完成。吃的主食保证是软的，蔬菜、荤菜在满足营养的基础上，做到便于入食，每餐定量，喝水定时。如厕定时注意观察动态，保证便后清洁。在家滞留的时候，不停播放音乐，她也还能跟随哼唱，且有较清晰的吐词。在室内传球还能跟随计数，只是遇到十位转换时，时而需要提示。年中体检时，颈动脉彩超显见斑块，血液胆固醇升高，低密度脂蛋白升高，脂肪肝，表明其脂肪代谢障碍。此后，我们酌量减少其主食用量，略增水果和蔬菜，并保证足够量的户外活动。10 月开始，用美金刚和吡拉西坦脑活素取代多奈哌齐。

2014 年元旦，两个儿子携其全家，汇同在南昌的女儿家人，共祝我俩结婚五十周年。我们邀请了在南昌的亲戚，一起到老家与亲人团聚，这过程中妻的情绪很好，孩子简短的提问，涉及当时感知的东西能正确回应，对过往事件多数给不出答案，但当我们问到她的弟弟是谁时，仍能正确呼出姓名。是年春节之后，她的健康状况没有明显变化，在室内和她传球，交替计数还能从 1 数到 100，只是错误多了一些。吃饭时自己动手的主动性有所减退，面食还可以自喂，米饭时而有赖帮助。有便意时，能自己走近厕所，解脱衣裤需要帮助。经常大便秘结，有过一段时间需用开塞露导便，后来失效了，就不时采用缓泻剂，以保持大便通畅。话语更少了，经常喃喃自语某一词句，如“举头望明月，低头思故乡”之类。

2015 年，她行动变得更加迟缓了，坐下之后不愿起身，但外出散步依然稳健，每日 1 小时可以走两三里路；进入冬季之后，在坐着或卧着时，不愿主动起身，行走慢了一些。语言更少了，不能口头完整表达诉求，只是在洗澡时还能说出水温是“冷”或“热”。大小便由我们定时带领如厕，时而需要我们帮助解脱衣裤，尽管偶尔小便失禁，但只要我们安排如厕时间与她的便意吻合，仍可保持尿便入池，而且，晚间没有过遗尿现象。食欲很好。6 月开始，主动进食的能力更差了，喂食的接受能力很好，切薄的水果放在她手上能够自己入口。服药时而不够合作，特别是较大的片剂，常常需要我们通过耐心引导喝水，才能吞服。

2016 年春季之后，主动的呼唤语言能力已经基本丧失，但仍然保留应对或与他人简短对话的能力，也能听懂两三个字的简短指令，例如刷牙、漱口，并能付之行动。对音乐的感受能力没有明显减退，早年熟悉的歌曲仍能跟随哼唱。食欲很好，饭菜有赖喂食，奶制品仍能自己吸饮。体力尚好，每日室外活动，仍能稳步跟随。入暑期之后，晚间扶持起床如厕时，有时步态不稳，手腕或足踝偶有不自主颤动，睡姿自身变动减少。然而，她的感知能力至今仍保留完好，吃饭时即便很小的鱼刺也能自己吐出。大小便的便意，尽管不能用语言表达，但能用肢体动作示意，只有当我们注意力不到位，失于察觉时，才会错过如厕的机会。

步入 2017 年，她的体力变得更差些了，步行需要牵扶，外出散步的耐力减退，但认知能力没有明显变化。

这些年来，妻的病对我来说是牵制，是束缚，也是磨难。原先设想终老之前要做的事也难以实施，确实有过苦恼。面对现实，我逐步调整心态，心想，生、老、病、死乃自然规律，衰老的表现特点因人而异，没有这种磨难说不定就会有另外一种磨难，和这种病魔做斗争只要有长期准备，仰首正视，全身心把照料当作事业，就能乐观应对。反思几十年前，她就将一切托付给了我，年复一年，在风风雨雨之中我们相互支持，赢得了各自的事业，共同抚育和培养了三个可爱的有作为的孩子，我还能有什么理由不付出、不牺牲呢？再说，我多付出一份力气，孩子们就能少一份牵挂，就是对他们的支持。正是这种力量，让我保持了常态，振奋了精神，也愈发感到难离难弃。

## 二、我的陪护方式

我这十多年来的家庭陪护，就其方式综合起来有以下几种：

### （一）坚持陪伴

我们夫妻几十年的相处，本来就离少聚多，她得病后对我的依恋明显加重，作为医务工作者，我深知这是一种病理表现。为了延缓她的病情进展，我采取了适应性措施，辞掉了被聘用的工作，减少了参加社会活动的时间，一些能够带人的活动，诸如文艺活动、访视友人、超市购物或者室外闲聊，都将她带在身边，这增加了她与人、与社会接触的机会，活跃了思路，激发她对往事的追忆。多次赴美国探亲，多次在海南岛过冬，我们都形影不离。即便留居美国期间，我们的邻居肤色各异，来自不同国度，参加社交活动时，我也总是把她带在身边。她能够自控情绪，仅话语较少，没有出现过语言粗鲁、举止失仪的现象。2005 年 8 月，她因子宫下垂做了全宫切除手术，我全天候床前陪护。她遵从医嘱顺利完成了各项检查，手术过程中密切配合麻醉师和手术医师，医院感叹和赞赏她的合作态度。在她病后一个相当长的时段，恰是孙辈需要我们照看的时期，我和孩子共同陪伴她，孩子的活泼生机，总让她兴奋不已，增添了乐趣，激发了生活热情。这期间，我很少见到她不高兴的面容。2012 年 5 ~ 9 月，我患腰椎结核住院手术期间，为了解决她的陪护问题，特意请来她的已经退休的亲弟和弟媳妇与其同住。近几年，她的病情尽管慢慢有所加重，但情绪一直很好，只是对我的依恋更重，在家坐着也要与我保持近距离，为此，时常逗人大笑。同在一城工作的女儿，尽管与我们分住不同社区，仍差不多每天都会抽时间来看望妈妈；两个国外工作的儿子，也保持每年都回家探望，并且通过网络视频维持着经常的交流问候。

### （二）维护尊严

妻患病之后，我一改自己爱出主意的做事风格，家庭事务总是先听她的意见，不能按她的意见办时也要先做解释。交换意见的态度上，注意给她以舒适的表情，轻言细语，并耐心倾听她的述诉。她十分在意交流时家人的表情，而且会在她的表情上立即反映出来。和她说话时，我们注意简短、清晰和必要的重复。病后，她维持衣冠整洁的能力逐渐衰退，譬如时常玩弄衣扣、拉链，食物沾污衣服等，但在相当长一个时段，她自己也还在意干净整洁；我们尽力给予帮助，使她保持端庄体貌。为了减少病名的刺激，在她面前我们一般谈起“老年痴呆”，常常会用“失忆症”来作为代名词。我们家的陈列，多处存放着孩子们和相关亲人的照片，让她有机会多接触和熟悉他们。孩子们的事业成就，是支持和激励她的生活动力。客人来了，她会高兴地谈孩子们的成就。喝水的茶杯，我给她用当年学生赠送的书写有赠语的杯子，勾起她对过往教学记忆的回想，她时常对杯自赏。2014 年元旦和 2015 年夏，在国外工作的儿子和家人特地同时回来，和身边的女儿家人一道，分别为我们的金婚和她八十岁生日祝福，让她精神上得到了满足。

当她已经不能完全自行洗澡，需要帮助擦洗时，一度十分尴尬。每当提及洗澡，让她解脱衣服时，就会发脾气，甚或狂躁攻击。我知道这是一道门槛，既要帮助她解决困难，又要维护她的尊严。于是每次都会费很多时间细心与她沟通，耐心等待她的理解。慢慢习惯了，才得到配合。上厕所也是如此，她自己失去解衣服的能力，却一度不肯接受别人的帮助，我只好耐心细说，让她逐步理解和适应过来。

### （三）持续的认知功能训练

十多年来，我一直坚持着她的认知功能训练。得病初期，引导、鼓励她写日记，给孩子讲故事，陪她玩扑克、下跳棋、玩拼图、翻相册，利用各种手段刺激和保持她的记忆。她在患病之前喜爱教正在上幼儿园的外孙女玩拼图，而且十分智慧和细心。我们利用这个特点，准备和保留一些复杂程度不同的拼图，让孙辈陪同比拼，这样维持了四年。家里的日常用品坚持原位放置，有时个别移动也会要求她帮助恢复原位。室外陪同散步，总是让她引路，遇分岔路口她有疑虑时，给予充足时间让她从容思考，决定走向。在病程各阶段，注意保护她仍存的生活能力，她能干的活，我们从不替代。发病初期，我们特地安排她编织毛衣，只是需要的时候提供帮助。尔后，随着思维能力的下降，不复有编织成型的能力时，就让她锻炼维持钩织的手工。近些年，像剥豆一类的事，我们还是要她一道参加，让她感到能有所为。家里每天都播放老歌，激发她的记忆和情感，女儿特地通过网络，下载了一批她往常熟悉的歌曲，适时播放，前些年她能完整伴唱，如今，也还能哼哼跟随，同时，按照歌曲的节奏拍手呼和。在她这漫长的病程中，倾听音乐起到了调理情绪、丰富生活、训练认知功能的作用。她常常坐在我身边的电脑前，倾听悠扬的音乐，情绪容易稳定下来，瞌睡了也会苏醒。至今，尽管主动讲话的能力已经丧失，可当我们歌唱当年才旦卓玛唱的《在北京的金山上》时，她仍能跟着连续唱完整个歌词，且随之为自己的成功高兴大笑，精神状态常为此焕然一新！这些表现我录制并让传到网上，转发于孩子们，孩子们听了都无比高兴和振奋。我也选择了一些简短的诗词，和她一道共同朗读、背诵，直到病后第十个年头，她仍时而喃喃细吟“床前明月光，疑是地上霜……”她的普通话比我讲得好，我的家乡口音很重，以往总是她帮我，直到四年前我在打字时，还常常向她请教汉语拼音，那时她尚能准确回应。

### （四）保持适合的生活习惯

我们的家庭生活习惯历来都是模式性的，她得病之后不同时期有所调整，致病初期的两三年间基本保留惯常的生活模式，并尽力保持她的主动作用。

随着她生活能力的降低，日常生活的安排逐渐由我主导。大体模式是：

1. 睡眠定时：冬季晚上 20：30～21：00 就寝，夏季晚上 21：00～21：30 就寝，早上 6：30～7：30 起床。中午睡眠 1

小时。这种睡眠规律，她病后至今十三年从没变更，一直保证了较好的晚间睡眠质量。

2．一日三餐一瓶酸奶一次水果：三餐主食，米饭为主，辅以面食。菜以蔬菜、豆制品和鱼类为主，差不多每日有鱼。猪肉、牛肉和禽蛋也是常菜。每餐保持七分饱。上午喝奶，下午吃水果。

3．持之以恒，每日室外活动两次：在她没有出现定向障碍之前，室外活动由她自行掌握，有时是我陪伴，时而独自一人室外快步行走约 1 小时，上下午各 1 次；出现定向障碍之后，由我或者保姆陪同，每次步行距离不少于 1 千米，至今保持。为了散步方便，我们从闹市区搬到了江边新居。散步的过程中，增加了她与人接触的机会，有时会碰上老朋友，也能结交新朋友。在相互交谈的过程中，激发她的记忆力和语言活动能力，至今，常遇的散步伙伴，她仍会主动招呼。遇到刮风下雨天气，我们就在室内传排球，同时喊出传球次数，既能运动，也练计算能力。

4．保持两便清洁通畅：她有自行料理能力的时候，我们注意观察和询问相关情况，帮助解决时而出现的便秘困扰。最近一年来，她已经失去了自理能力，我们遵循生理规律，按时帮助如厕，依然保持她的衣裤干净。大便秘结，先是使用开塞露，如今需要缓泻剂与之交替使用。

得益于比较有规律的生活方式，除了缓解了认知障碍，这么多年来，她的体重波动很小，消化道一直正常，不曾有过感冒和发烧，没有出现过全日卧床不起的现象。

### （五）抓住病因用药，对症辅助

妻是高血压发病20年之后，才出现近事遗忘的，磁共振显像诊断是皮层下动脉硬化性脑病。因此药物治疗就始终坚持将控制血压放在首位。为了保持充足的脑血供给，既要将高血压降下来，又不能让太低的血压减少脑部血流，必须设法让血压的上限保持在140～150mmHg。为了达到这一目的，我们要常测血压，以便用药调整。智能障碍的治疗，在早、中期使用胆碱酯酶抑制剂，随后，用谷氨酸受体拮抗剂。长期坚持使用改善脑血供给的药物，没有间断过。

## 三、陪护日记摘抄

关于每日的作息活动大致安排，摘抄几篇陪护日记：

2013年7月12日，晴，晨6：00起床，她自行如厕、洗漱。接着，我准备好药物，督促吞服。6：30早餐，吃了8个水饺。餐后看了半小时新闻，钟点工上班后和她一道去江边花园散步，我去市场买菜。10：00喝酸奶。随后，跟着钟点工择菜、听音乐。中餐主食为米饭，辅以青菜、鲶鱼、胡萝卜、紫菜蛋花汤。饭后服药，然后午睡1小时。下午起床之后，叮嘱喝水半杯，在室内适度走动片刻，听音乐。17：00 吃一小根黄瓜之后，在江边快步行走 2 千米。18：30 晚餐，食谱是米饭、青菜、豆干、鲶鱼和番茄蛋汤。餐后服药，然后和我们一道看电视。21：00，在我的帮助指点下洗澡。21：30 就寝。

2014 年 6 月 8 日，晴，晨 6：15 起床，指引如厕，准备好了洗涮用具，指导洗脸刷牙。督促服药。7：00 早餐，为面条、鸡蛋，由她自行食用。餐后外出散步 1 小时。10：00 喝酸奶。在室内活动期间，电脑播放音乐，老歌她还能跟随着唱。11：00 在室内传球，并引领她算递球次数。12：00 吃中餐，我们给配好菜饭，先让她自行食用，之后，剩余部分帮助喂食。12：30 服药，接着安排午休。14：30 起床，在家听音乐。17：00 由保姆带领在江边花园散步约 1 小时。18：00 晚餐，餐后半小时服药，随后，我们一道看电视。21：00 时帮助洗澡之后就寝。

2015 年 12 月 21 日，阴天，室外温度是 6～11℃。晨 7：30 唤她起床，帮助穿衣，带领如厕，指导刷牙，帮助洗脸，喂药并观察引导其将药吞下。8：00 早餐，一小碗加有红薯的稀饭，一个肉包，我帮助喂食。8：45 由保姆带她外出散步约 40 分钟。回家后在开有空调的电脑室坐下，听歌。10：00 喝酸奶。11：30 上厕所小便。12：00 吃中饭，菜以鱼和青菜叶为主。餐后服药。12：40 安排午休。14：15 起床，喝小半杯水之后，保姆陪伴散步约 1 小时。随后，在空调室内听歌。17：30，用开塞露引导大便。18：00 吃晚饭，菜是鱼、茄子和青菜豆腐汤。饭后喂药。在室内短时散步，并和我们一道看电视。于 20：45 帮助洗刷、如厕之后，穿纸尿裤上床，在空调室内睡眠。晚上带领小便两次，纸尿裤依然干燥。

2016 年 9 月 24 日，晴，晨 7：00，保姆唤她起床，扶持如厕，指导刷牙，帮助洗脸，喂药并引导喝水吞药。早餐是一碗绿豆稀饭、三个水饺，由我喂食。8：00，保姆带她出门散步，牵手而行，约 40 分钟回家。保姆领她入厕并帮助解衣坐马桶小便。随后，和我一道坐在电脑前倾听音乐，情绪轻松，时而瞌睡。10：00 自行喝酸奶一小瓶。10：30 小儿子来视频问候，她目注荧屏没有明显反应。11：15 大儿子来电话问候妈妈近安。11：40 如厕。中餐是肉末豆腐、炒生菜、炒四季豆和海带排骨汤，主食为米饭。饭后服药，午睡 1 小时余，于午后 14：30 起床大便。随后，和我同坐电脑前欣赏老歌曲。其间保姆和她一道合唱了电影《上甘岭》的主题歌《我的祖国》，整个曲调基本能够跟随，歌词的多数也还能记得。16：00，吃半个苹果，再入厕小便。16：30，保姆带她外出散步半小时。晚餐为烧鲶鱼、炒生菜、炒豆干、番茄蛋汤，主食为米饭。饭后服药，和我们一道看电视。于晚间 20：40 指导刷牙漱口，她仍能听从指导，很好地配合。如厕之后，冲澡、更衣、穿纸尿裤睡眠。夜间24：00、晨4：00分别扶她起床小便一次，早上起床时，纸尿裤依然干燥。

2016年整个热天，白天，我们一直没有给用纸尿裤，而是按时或观察肢体动作，引领她如厕，她配合得很好，偶有出错也都是我们失察或因为没有顾上她所致，大便从未有过失意或失误。这说明她保持了控制能力，只是语言表达能力衰退了。

2017年2月20日，晴，晨7：30起床，按常规由保姆帮助穿衣、如厕和洗漱，然后喂药。8：00早餐，一小碗稀饭、一个鸡蛋，另加三小勺燕麦片糊。今日气温较高，风速也小，保姆如常携她在江边散步约40分钟。随后，在家听音乐。听到《天涯歌女》或者《九九艳阳天》一类早年熟悉的歌曲时，她偶尔跟随哼唱，当保姆有意识缓慢与她对唱时，她唱出了《在北京的金山上》中的两句唱词。10：00饮酸奶一瓶。中、晚餐的饭菜，为便于喂食和咀嚼，我们将配备好的青菜和鱼肉绞碎，随后，和米饭混合稍微煮稠，这样，她更乐于食用。中午照常睡眠，起床之后如厕。由于肠管蠕动机能的衰退，自主排便意识和能力的缺失，排大便较之以往更困难了，我们每每耐心按摩腹部并推注开塞露，才得以疏通，而且每隔数日须用软便剂或缓泻剂一次。整个冬季穿着纸尿裤，但是，仍定时引导如厕，她也惯于适应，仅偶尔遗尿。考虑到她患高血压，担心她常如厕受凉，冬天增装了暖气，保持室温在18℃以上。

# 第二篇　认识老年痴呆

## 第一章　老年痴呆概述

老年痴呆是指老年期由于神经退行性变、脑血管病变、感染、外伤、肿瘤、营养代谢障碍等多种原因引起的，以认知功能缺损为主要临床表现的一组综合征。表现有记忆、定向、学习、语言、理解、思维等多种认知功能损害，同时，多数患者还有行为异常。患者的生活能力随病程的进展逐渐减退，是老人致残的首位原因。老年痴呆现已成为老年人的第四位死因，仅次于心脏病、癌症和脑卒中。其病程长，医疗和照料负担重，至今尚无特别的治疗手段。

### 一、何谓认知功能?

认知功能是指人脑加工、储存和提取信息的能力，即人们对事物的构成、性能与他物之间的关系、发展的动力、发展方向以及基本规律的把握能力。它是人们成功地完成各种活动最重要的心理条件，知觉、记忆、注意、思维和想象的能力都被认为是认知功能。

## 二、何谓记忆？

记忆是人脑对经历过的事物的识记、保持、再现或再认，它是进行思维、想象等高级心理活动的基础。人类记忆与大脑海马结构、大脑内部的化学成分变化有关。

记忆作为一种基本的心理过程，是和其他心理活动密切联系着的。记忆联结着人的心理活动，是人们学习、工作和生活的基本机能。把抽象无序转变成形象有序的过程就是记忆的关键。

记忆力可分为短期记忆力、中期记忆力和长期记忆力。短期记忆力的实质是大脑的即时生理生化反应的重复，而中期和长期的记忆力则是大脑细胞内发生了结构改变，建立了固定联系。比如我们每个人都能随意回答自己的生日是哪一天；学会了骑自行车的人，即使已多年不骑了，仍能骑上车就跑，这就是长期记忆。中期记忆是不牢固的细胞结构改变，只有曲不离口、拳不离手反复加以巩固，才会变成长期记忆力。短期记忆力是数量最多又最不牢固的记忆。

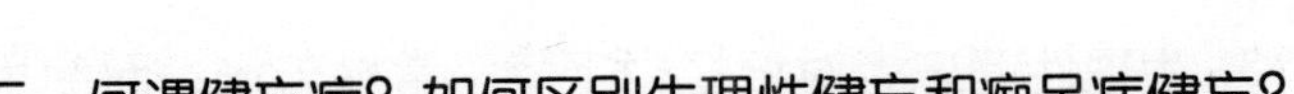

## 三、何谓健忘症？如何区别生理性健忘和痴呆症健忘？

健忘是指以记忆力减退，遇事易忘为主要表现的疾病。健忘包括生理性健忘和痴呆症健忘。

生理性健忘，是指大脑皮层记忆功能出了问题。比如，人到了中年，肩负工作重任，家务劳动繁多，学的东西记忆在大脑皮层的特定部位常常扎得不深。

痴呆症健忘，是由于大脑皮层记忆神经出了毛病，像脑炎、脑外伤、脑肿瘤等，造成记忆力减退或丧失；某些全身性严重疾病，如内分泌功能障碍、营养不良、慢性中毒等，也会损害大脑造成健忘。同时，随着年龄的增长，大脑本身也会发生一定程度的退行性变化，或者由于脑部动脉逐渐硬化而导致脑细胞损伤，引起脑功能衰退，导致痴呆症的发生。

生理性健忘和痴呆症健忘在认知方面的表现尚有下述区别（如表1）：

1. 生理性健忘，对经历过的事物的遗忘是部分性的；而痴呆症的健忘则是完全性的，感受不到发生过的任何影子。

2. 生理性健忘者尽管有记忆力下降，但对时间、地点、人物关系和周围环境的认知能力没有减退；而痴呆症健忘者渐渐丧失这些能力，往往分不清上午下午，不知季节变化，不知身在何处，走路迷失方向。

3. 生理性健忘者对记忆力下降，常感苦恼；而痴呆症健忘者意识不到这一问题，只是思维越来越迟钝，言语越来越贫乏，缺少幽默感，反应迟钝。

表1　生理性健忘与痴呆症健忘的比较

| | 生理性健忘 | 痴呆症健忘 |
|---|---|---|
| 原因 | 脑的自然生理老化 | 脑的神经细胞变性 |
| 记忆障碍 | 体验过的事物有部分被遗忘（经过提醒会想起） | 体验过的事物整体被遗忘（经过提醒也不会想起） |
| 症状进展 | 没有明显变化 | 逐渐加重 |
| 判断力 | 没有明显下降 | 明显下降 |
| 自我意识 | 意识到自己的健忘 | 对自己的健忘没有意识 |
| 日常生活 | 没有大的障碍 | 有明显的障碍 |

## 四、哪些疾患会引起痴呆?

1. 脑变性疾病：脑变性疾病引起的痴呆有许多种，最为多见的是阿尔茨海默病（AD），在老年前期发病的又叫作早老性痴呆。其发病缓慢，为逐渐进展的进行性痴呆。除此之外，还有皮克病、廷顿舞蹈病性痴呆、进行性核上性麻痹、帕金森病性痴呆等等。后面的这些痴呆都比较少见。

2. 脑血管病：由于一系列多次的轻微脑缺血发作，多次积累造成脑实质性梗死所引起。还有皮质下血管性痴呆、急性发作性脑血管性痴呆，可以在一系列脑出血、脑栓塞引起的脑卒中之后迅速发展成痴呆，少数也可由一次大面积的脑梗死引起，都可导致老年痴呆。

3. 某些有机或无机物中毒：比如酗酒、慢性酒精中毒引起的老年痴呆并不少见，只是还没有被人们所认识。长期接触铝、汞、金、银、砷及铅等，防护不善，引起慢性中毒后可以导致老年痴呆。

4. 内分泌疾患：如甲状腺功能低下症和副甲状腺功能低下症都可能引起老年痴呆。糖尿病引起大、中动脉血管发生动脉粥样硬化，小血管及微血管基底膜增厚，可引起脑梗死及脑出血，导致血管性痴呆。

5. 营养及代谢障碍：由于营养及代谢障碍造成了脑组织及其功能受损而导致痴呆。如各种脏器引起的脑病，像肾性脑病，是慢性肾功能衰竭、尿毒症引起脑的缺血、缺氧，可以导致痴呆；其他如肝性脑病、肺性脑病等都可导致痴呆。营养严重缺乏，如缺乏维生素 $B_1$、维生素 $B_{12}$ 以及烟酸、叶酸均可导致痴呆。

## 五、老年痴呆有哪些主要类型?

老年痴呆按照病因和病理不同可分为三大类：

1. 脑变性痴呆：主要是指阿尔茨海默病性痴呆。1907 年，一位名叫阿尔茨海默（Alzheimer）的医学家首先报道了一组

65 岁以下患者由于大脑变性而发生的进行性痴呆，以后为了纪念他，把这类疾病命名为阿尔茨海默病，又称为阿尔茨海默病性痴呆。其主要的病理变化是大脑皮质广泛的、弥漫性的萎缩，即脑变性。除此之外，引起脑变性痴呆的疾病还有帕金森氏病、匹克氏病等。

2. 血管性痴呆：不同部位的脑血管疾病，包括缺血性脑血管病、出血性脑血管病以及急性和慢性缺氧性脑血管病都可引起痴呆，如多发梗死性痴呆、皮层下动脉硬化性脑病、颈动脉闭塞、血栓性血管炎等。

3. 混合性痴呆：混合性痴呆的患者同时具备上述两种痴呆的特点，例如起病十分隐匿，认知功能缓慢、渐进性减退，但患者同时有高血压、高脂血症、糖尿病等多种疾病，在某一段时间里又多次发生脑血管意外，使智力衰退在缓慢进展的基础上，出现阶梯式的下降，并出现神经系统的局灶性症状和体征，同时逐步丧失自知力。经脑 CT 或磁共振检查，患者除了出现大脑弥漫性萎缩以外，还有多发性的梗死病灶或者脑血管硬化表现。至于诸如颅脑外伤、感染相关疾病、中毒、颅脑肿瘤和代谢障碍等原因引起的痴呆也各有其自身特点，在分类上不另外分述。

各种类型的老年痴呆所占比例如图 1 所示。

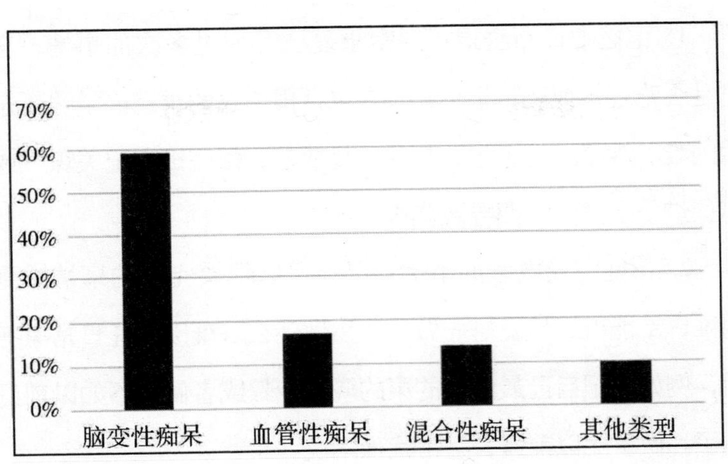


图1　各种类型老年痴呆所占比例

## 六、我国老年痴呆发病现状

老年痴呆是老年人的常见病征。国内相关调查显示，其发病率分别是：65 岁以上为 5%，70 岁以上为 10%，80 岁以上为 30%，85 岁以上则高达 40%。我们在南昌市的调查，也支持这一结果。也就是说，在尚无有效预防方法的现状下，随着社会的进步、人类生活水平的提高和医疗卫生事业的发展，以及人群寿命的延长，老年痴呆的发病率在不断升高，患老年痴呆的人数将随着老年人数量的增加而增加。

## 七、如何早期发现患有老年痴呆?

老年痴呆的早期症状可概括为八个方面的信号或警兆。具体如下：

1. 记忆力日渐衰退：经常重复已经说过多次的事情，忘记是否吃过饭或药，记不起刚在电话里说过的事情。学习新东西困难。炒菜经常忘记放盐或重复放盐，做完饭忘记关煤气或忘记炉子上煮着东西导致烧糊。

2. 不能完成熟悉的事情：以往可以很快完成的事情感到困难，不能很好地安排先做什么后做什么。难以胜任日常家务活，例如忘记自己最拿手的菜的烧制步骤或者做得不如以前好吃了。做事比以前慢，经常犹豫不决。

3. 语言表达出现困难：忘记简单的词语，找词困难，说的话或写的句子让人难以理解，忘记日常所用物品的名称。

4. 对时间、地点或人物关系逐渐混淆：搞不清楚季节的变化，不知道现在是哪一年，在自己生活了很久的小区附近迷失方向。对自己的亲戚或很熟的朋友张冠李戴，搞不清楚关系，甚至认不清儿子和孙子。

5. 判断力下降：不能正确判断天气与穿衣的关系，盛夏穿棉衣，寒冬着单衣。不能分辨真假，容易被虚假的宣传误导，受骗上当。

6. 理解力或合理安排事情的能力下降：跟不上他人交谈的思路，简单的事情不能理解。办事情没有轻重缓急，经常不能按时支付账单。常常忘掉自己设置的存折密码，自己的存款数额也不记得。

7. 常把东西放错地方：譬如把熨斗放进洗衣机里，将暖壶放在大衣柜里，把食物藏在枕头下或放在衣服口袋里。

8. 出现痴呆行为及精神症状（Behavioral and psychological symptoms of dementia，简称 BPSD）：诸如，情绪低落、淡漠不语，对以前的爱好没有了兴趣，总是呆坐着，不愿出门遛弯儿，甚至吃饭都需要催促。喜怒无常，行为变得幼稚或者多疑，由于遗忘经常找不着东西（多半是不值钱的），就怀疑是别人偷去了，而且坚信不疑。之前乐于助人，现在变得吝啬、刻薄等。

# 第二章　老年痴呆的临床表现和诊断

## 一、老年痴呆的三个阶段

老年痴呆患者，确诊后一般可维持 4 ~ 6 年生命，但病症本身的周期可以持续 3 ~ 20 年。目前国内习惯于按病情的进展，粗略地将其划分为三个阶段：

第一阶段为遗忘期（早期）：由于老年痴呆病情进展缓慢，其早期常常易被忽略。常见症状包括：健忘，失去时间感，在熟悉的地方迷失方向；计算能力减退，在做决定和处理个人钱财方面有困难，做不了复杂的家务；许多词语被忘却，话语减少，或者词不达意；情绪和行为可能变得更被动，缺乏动力，兴趣爱好淡漠；还可能表现出心境改变，包括抑郁和焦虑；有的患者会超乎寻常的生气或显现攻击性。

第二阶段为精神错乱期（中期）：为发病后的 2 ~ 10 年，此时症状和体征更为清晰。常见症状包括：对最近的事件和人名健忘，随着病程进展，远期记忆也受损，不能回忆自己工作和生活经历，以致后来家中有几口人，自己的姓名、年龄和职

业都不记得；在家里或社区迷路，个人生活需要帮助（即如厕、洗漱、穿衣），不能顺利准备食物、做饭、洗衣或购物，在没有帮助的情况下，无法独自安全生活；行为改变，包括徘徊、反复问问题、喊叫、纠缠、睡眠紊乱、幻觉（看见不存在的东西或听见不存在的声音），可能在家里或社区里表现出行为举止不当（如攻击行为），远期记忆障碍也逐渐明显。

第三阶段为痴呆期（晚期）：为发病七八年之后，此时患者近乎完全依赖他人照顾，记忆障碍非常严重，疾病的躯体表现变得更为明显。常见症状包括：无法感知时间和地点，不认识亲戚、朋友和熟悉的物品，无人帮助时不会进食，大小便不能自行解决，进而可能大小便失禁，可能不会走路或只能坐轮椅或卧床。行为改变，可能会加重，包括对照料者的攻击行为、非言语性激动（踢人、打人、尖叫或呻吟）。

## 二、不同病因类型患者的临床特征

### （一）脑变性痴呆的临床特征

常见的是阿尔茨海默病性痴呆，患者女性多于男性，起病隐袭，以近事遗忘为最主要的表现，进展缓慢但具进行性。病情进一步发展时，计算能力减退，还可有认知障碍即精细思考发生困难。逐渐发展到对日常生活和常识的理解、判断发生障碍，如把裤子当衣服穿在脖子上。此阶段也可出现语言障碍，词汇减少，言语单调，喃喃自语，或不能叫出物体名称，或完全失语。大多数患者还对时间、人物和地点的定向力发生障碍，不认家门，四处游走等。在痴呆晚期还会出现神经功能障碍，如口面部不自主动作、厌食或贪食等。神经系统检查可发现病理征阳性和腱反射亢进。晚期患者完全卧床，生活全靠别人照顾，直至终日卧床不起。除了前述的认知障碍和精神症状外，早期无神经系统定位症状和体征。抽搐发作和其他不自主运动可见于疾病晚期。其他诸如额颞叶痴呆、路易体痴呆、帕金森病性痴呆和亨廷顿病性痴呆等，也属于脑变性痴呆，临床特征各有不同，在此不再赘述。

### （二）血管性痴呆的临床特征

患者出现痴呆前多有高血压、动脉粥样硬化等脑血管病高危险因素及卒中史。起病一般较急，临床表现形式常与脑血管病损部位、大小及次数有关。既有痴呆症状，又有血管病脑损害的局灶性症状。病程多为阶梯式发展，一次一次叠加，直至出现全面痴呆。

### （三）混合性痴呆的临床特征

同时存在有脑变性痴呆和血管性痴呆的症状，有时鉴别较困难。

至于中毒、感染、营养代谢障碍、其他躯体疾患引起的痴呆，可由病因的差异显示其不同特征。

## 三、老年痴呆的诊断

界定一般的记忆衰退、轻度认知障碍、痴呆，我国使用的是中华医学会精神病学分会制定的《中国精神障碍分类和诊断标准》。

老年痴呆的症状多变、病因复杂，对其诊断主要依靠向知情人询问病史、体格检查、神经心理测试、脑电生理检查、实验室辅助检查、脑的结构和功能影像学检查来综合判断。一般遵循的步骤为：先根据知情人提供线索，与患者有目的的交流和进行神经心理测试，初步认定是否存在痴呆可能；然后结合体格检查、实验室辅助检查及脑的影像学检查做出诊断。图2为正常人与老年痴呆患者颅脑磁共振影对比图。

诊断老年痴呆时常用的神经心理测试主要有：①简易智力状态检查表（MMSE）；②痴呆简易筛选量表（BSSD）；③长谷川痴呆量表（HDS）；④老年认知功能量表（SECF）；⑤画钟试验（CDT）。我们在这里仅介绍简易智力状态检查表（MMSE）的使用方法（如表2所示）。

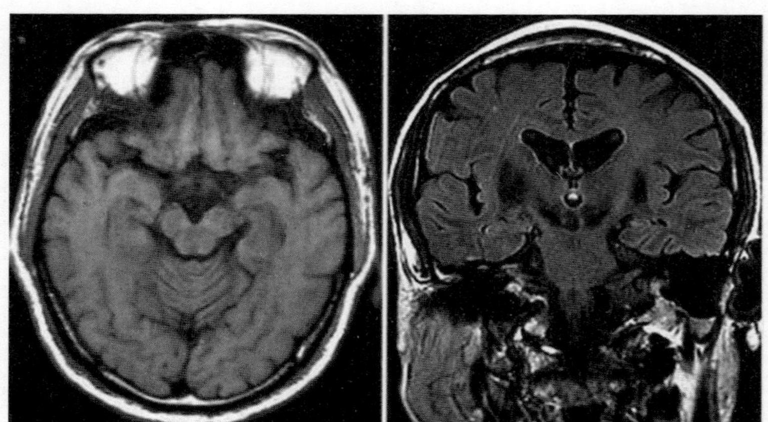

临床表现：患者男性、62岁。行走距离300~500米，右下肢间隙性跛行。
临床诊断：1.下肢动脉硬化闭塞症（右）；2.脑动脉硬化；3.高血压。
影像学表现：双侧脑室系统无扩张，脑沟裂池未见扩大，脑实质内未见异常信号。双侧颞叶海马未见萎缩。
影像学诊断：颅脑磁共振（MR）平扫未见异常。

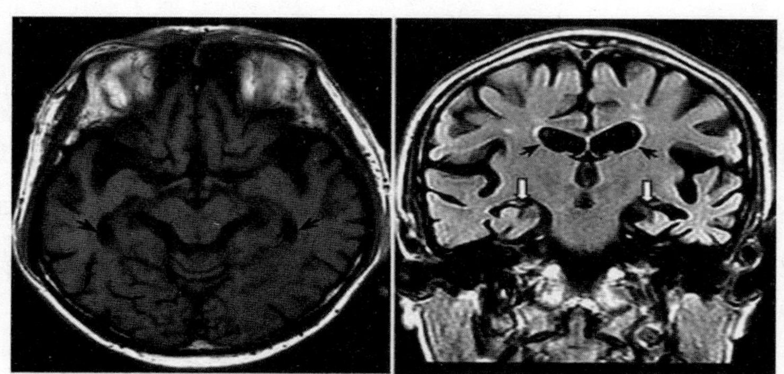

临床表现：男性、64岁。认知功能下降2年，渐进性加重；神经系统体查未见见常。
影像学表现：双侧侧脑室扩张（黑色箭示）达18mm（正常小于10mm），双侧大脑半球脑回缩小，脑沟、脑裂增宽。双侧叶海马萎缩（白色箭示）、T2Flair高信号。
影像学诊断：符合老年性痴呆（AD）的影像学表现。

**图2　正常人与老年痴呆患者颅脑磁共振影像对比图**

（磁共振影像系南昌大学第二附属医院肖新兰教授提供）

**表2　老年人认知功能智力状态简易评价量表（MMSE）**

姓名：　　性别：　　年龄：　　文化程度：　　档案编号：

评定时间：　　既往史：　　医生：

| 项　目 | | 得　分 | | | | | | |
|---|---|---|---|---|---|---|---|---|
| 定向力（10分） | 1. 今年是哪一年？ | | | | | 1 | 0 | |
| | 现在是什么季节？ | | | | | 1 | 0 | |
| | 现在是几月份？ | | | | | 1 | 0 | |
| | 今天是几号？ | | | | | 1 | 0 | |
| | 今天是星期几？ | | | | | 1 | 0 | |
| | 2. 您住在哪个省？ | | | | | 1 | 0 | |
| | 您住在哪个县（区） | | | | | 1 | 0 | |
| | 您住在哪个村/组（街道）？ | | | | | 1 | 0 | |
| | 我们现在在什么地方？（这是哪里？） | | | | | 1 | 0 | |
| | 我们现在在第几层楼？ | | | | | 1 | 0 | |
| 记忆力（3分） | 3. 现在我告诉您三种东西（任意与他生活工作相关的物品），我说完后，请您重复一遍并记住，待会还会问您（各1分，共3分） | | | 3 | 2 | 1 | 0 | |

**续表**

| 项目 | | 得分 | | | | | | |
|---|---|---|---|---|---|---|---|---|
| 注意力和计算力(5分) | 4. 100－7＝？连续减5次(93、86、79、72、65，各1分，共5分。若错了，但下一答案正确，只计一次错误) | 5 | 4 | 3 | 2 | 1 | 0 | |
| 回忆能力(3分) | 5. 现在请您说出我刚才告诉您让您记住的那些东西 | | | 3 | 2 | 1 | 0 | |
| 语言能力(9分) | 6. 命名能力：出示手表，问这是什么东西 | | | | | 1 | 0 | |
| | 出示钢笔，问这是什么东西 | | | | | 1 | 0 | |
| | 7. 复述能力：我现在说一句话，请跟我清楚地重复一遍（四十四只石狮子） | | | | | 1 | 0 | |
| | 8. 阅读能力：请您念念这句话，并按上面意思去做！(闭上您的眼睛) | | | | | 1 | 0 | |
| | 9. 三步命令：我给您一张纸，请您按我说的去做，现在开始："用右手拿着这张纸，用两只手将它对折起来，放在您的左腿上。"(右手拿纸、把纸对折、放在腿上。每个动作1分，共3分) | | | 3 | 2 | 1 | 0 | |

**续表**

| 项　目 | | 得　分 | | | | | | |
|---|---|---|---|---|---|---|---|---|
| 语言能力（9 分） | 10. 书写能力：要求受试者自己写一句完整的句子/口述一句完整的，有意义的句子（句子必须有主语，动词），记录所述句子的全文 | | | | | 1 | 0 | |
| | 11. 结构能力：（出示图案）请您画出下图 | | | | | 1 | 0 | |
| 判定标准：1. 认知功能障碍：最高得分为 30 分，分数在 27 ~ 30 分为正常，分数 < 27 为认知功能障碍。2. 痴呆划分标准：文盲≤17 分，小学程度≤20 分，中学程度（包括中专）≤22 分，大学程度（包括大专）≤23 分。3. 痴呆严重程度分级：轻度，MMSE≥21 分；中度，MMSE10 ~ 20 分；重度，MMSE≤9 分 | | | | | | | | |

# 第三篇　老年痴呆防治知识

## 第一章　老年痴呆的预防

老年痴呆病程绵延，中、晚期痴呆老人不仅生活方面需要帮助，而且终日需要有人照看陪伴，才能避免安全事故发生，对于社会和家庭是沉重的负担。因此，防范和延缓老年痴呆的发生有着十分重大的意义，是全人类都在关注的大事。

防范老年痴呆应该从阻断致病因素入手。导致痴呆的致病因素很多，常见的有年龄、遗传、糖尿病、高血压和心脑血管病、不健康的生活方式等。除了年龄和遗传因素不可改变外，其他危险因素都可以通过积极的行为干预，达到预防和减缓痴呆发生、发展的目的。形象的阐述是：勤思考，多交谊，管好嘴，用好腿，病因防治做到底！落实到行动上，下述几方面应该是能够实施的有效措施：

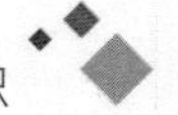

## 一、长期不懈地保持对大脑的积极刺激，维护脑细胞的活力

60 岁左右从工作岗位上退下来时，要为自己设置好老年期的家庭和社会生活计划，要有事可做，培养自己的兴趣爱好，利用家庭和社区的条件，做公益或参加娱乐活动。读书、看电视要尽量养成写心得的习惯，鞭策自己思考，增强脑细胞的活动能力。向“汉语拼音之父”周有光老先生学习，110 岁了还在读书，还研究中国社会。我国农村中的长寿老人，也都是勤于耕作、勤于思考的劳动者。有美国学者对 488 名 75 ~ 85 岁的老人进行了 5 年的追踪观察，详细记录了被调查者每周参加智力活动的情况，包括读书、写字、猜谜、玩扑克、小组会、音乐演奏等，5 年结束，有 101 人得了老年痴呆。经分析发现，这些患者多是不常参加活动的人。

## 二、走出家门，融入社会

进入老年期后，许多人存在孤独感，有的甚至闭门不出，完全与外界隔绝，这会加速脑功能衰退。老年人应该走出家门，积极参加各种形式的社会活动（诸如老年大学、老年活动中心的活动），与朋友聚会，交谈讨论问题，培养新兴趣，保持乐观向上的心态。花一些精力去关心社会，关照他人，保持开朗宽容的心态，建立良好的人际关系，找到自己的生存价值。

## 三、合理饮食

饮食卫生上，提倡“二定”，即膳食定时、定量；“二高”，即高蛋白、高维生素；“二低”，即低热量和低盐。保持体重均恒，戒烟限酒，并且注意口腔卫生保健。

### （一）进食定时、定量

胃肠活动及分泌消化液，都是由人体内自主神经管理，而不受主观意愿所控制。对一般混合食物来说，食物在胃中停留的时间为 4 ~ 5 小时。人吃过饭后，胃就开始蠕动，并大量分泌胃液。当胃内食物全部排空进入小肠后，胃就回复到空胃运动式的收缩状态，这种收缩叫作饥饿性收缩。饥饿性收缩是在提醒人们该进食了，这就是在白天最好每隔 4 ~ 5 小时就要进食的道理。

从上述胃肠生理活动规律看，我国传统的一日三餐饮食习惯很合乎饮食卫生的要求。一般来说，食量以七分饱为宜，一日三餐的食量分配是：早餐占全日摄入量的 30% ~40%，午餐占 40% ~50%，晚餐占 20% ~30%。

### （二）高蛋白质、高维生素

大脑神经细胞的活动需要足够的蛋白质、卵磷脂和胆碱类营养物质供给。适度摄入肉、蛋食物是必要的，而多吃鱼肉是科学的选择，因为鱼肉特别是深海鱼肉含丰富的欧米伽 -3 脂

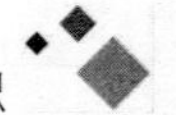

肪酸。多方面的调查研究证明，常吃鱼的老人，患痴呆的概率远低于少吃鱼的老人。

食用瓜果蔬菜能补充各种维生素、矿物质及微量元素，在减少主食摄入的同时，要适度增加瓜果蔬菜。辅以核桃、花生和燕麦对老年人健康是十分有益的。

### （三）低热量、低盐

低热量，就是要降低主食的摄入量。主食如果吃得太多，获得的能量超出了生命活动消耗的能量，多余的能量将转化成脂肪在体内储存起来，人就会逐渐变得肥胖。即使人没有变肥胖，如果在饮食结构中主食占的份额太多，也会引发血糖升高。此外，还要注意，主食要尽量吃全谷物。把谷粒的壳去掉以后剩下的完整种子米粒，包括谷皮、谷胚和胚乳三部分，就叫全谷物，如糙米、黑米、红米、小米、燕麦等都属于全谷物。如果把谷皮和谷胚也去掉了，只剩下胚乳，那就属于精制的谷物。精制的谷物就是我们平常说的白大米、白面粉，它把谷皮和谷胚都去掉了，剩下的胚乳的主要成分是碳水化合物了。而全谷物由于保留了谷皮和谷胚，除了碳水化合物之外，还含有其他对我们身体很重要的营养素，包括 B 族维生素、铁、锌、胡萝卜素、膳食纤维等等。吃全谷物时，碳水化合物的消化和吸收就没有那么快，这样血糖就不会一下子升得很高，有助于预防糖尿病。经常性的高血糖，会造成脑细胞对胰岛素的抵抗，引发大脑斑块的形成，导致痴呆。低盐，是要使每日盐的摄入量低于6克。

### （四）必须禁烟限酒

烟草中的尼古丁等有害物质，可以刺激血管，使其收缩，影响脑部供血。酒精对大脑有直接的抑制作用，长期过量饮酒可通过多种途径引起痴呆。

### （五）尽量不使用铝制的炊具和餐具

铝是一种两性物质，它与酸、碱都可以发生化学反应。如果用铝制的炊具或餐具盛放酸、碱性食物，会使铝元素游离出来污染食物。而人吃了被铝离子污染过的食物，会使铝在大脑、肝、肾、脾、甲状腺等多个组织器官中蓄积下来，损害人的中枢神经系统，使人的反应变得迟钝，并会加快人体的衰老，最终可引发老年痴呆。

### （六）注重牙齿保健，维护咀嚼功能

生理学家发现，当人咀嚼食物时，其大脑的血流量会增加20%左右，而大脑血流量的增加对大脑细胞有养护作用。因此，老年人在吃食物时要多咀嚼，在不吃食物时也可进行空咀嚼。

## 四、养成良好的生活作息规律

要保证足够睡眠，又要避免赖床，每日应有6～7小时安

睡时间。劳逸结合，一般连续用脑 1 小时后，应有片刻休息。脑力活动要多样化，看书、上网、下棋或者集体娱乐等都可。

## 五、长期坚持适度的体力锻炼

研究显示，适度的体力活动能够改善脑部血液循环，增强脑细胞活力。运动能够降减轻体重，降低血脂，有效降低血糖，从而减少患痴呆的风险。启用哪些运动方式，需根据个体状况而定。其基本要求应该是多种运动方式比单一运动方式效果好，负荷既要足够又必须保持于有氧运动的水平。60 岁以上的老年人，运动中脉搏应保持在 100 次/分钟以下。有几种简单有效的运动，适合大多数老年人采用：

1. 每天徒步快步行走 30～60 分钟，有利于提高摄氧量，刺激脑细胞，提高其活力。美国伊利诺伊大学心理学家开展的一项研究，将 60～75 岁老年人分为两组，分别为有氧运动组（快步走 1 小时，每周 3 次）和很少运动组，观察 6 个月后，比较结果显示，有氧运动组老年人的记忆力、决断力和注意力比很少运动组提高 15%～20%，同时大脑皮质额叶和颞叶容量增大，故认为有氧运动对预防老年痴呆有积极的意义。

2. 做手指动作的头脑体操：经常做十指指尖的细致活动，如手工艺、雕刻、制图、剪纸、打字，或用手指弹奏乐器等，也可以使用手指旋转钢球或胡桃，或用双手伸展握拳运动，能使大脑血液流动面扩大，促进血液循环。有效地按摩大脑，能帮助大脑活跃化。

3. 头颈左右旋转运动：这种运动不但可使上脊椎的转动变得灵活，增进颈颅部血液循环，还可延缓脑动脉硬化。其方法是先将头颈缓慢地由左向右旋转 100 圈，再将头颈由右向左旋转 100 圈，随时随处可做，方法简易。

## 六、认真防治相关代谢综合征

大量的研究和临床经验已经证明，糖尿病、高血压、高脂血症和肥胖症与痴呆的发生发展有重大关系。研究发现，2 型糖尿病和脑变性痴呆在生物化学上有许多近似性，2 型糖尿病患者外周血中存在胰岛素抵抗，痴呆患者脑组织中也存在胰岛素抵抗，胰岛素及胰岛素增敏剂可以改善痴呆患者认知功能障碍。高血压是血管性痴呆的基本病因。为此，人到中年就应加强自我管控，重视糖尿病和高血压等代谢综合征的防治。

## 七、防止脑外伤

严重的脑外伤和痴呆有着极强的关联，日常的生活中要尽量避免脑部外伤。

# 第二章　老年痴呆的药物治疗

## 一、老年痴呆药物治疗的意义

应对老年痴呆，尽管目前尚无特效药物，但是大量的临床实践证明，药物治疗依然有重要的价值。早、中期痴呆患者，若能及时给药，记忆力和生活能力会有很大的改善，且治疗越早越好。认知功能障碍诱发的行为和精神症状（BPSD）的治疗，对于配合护理工作，缓解病情进展，也是不可或缺的手段。至于导致痴呆的各种病因的治疗，尽管不是本书阐述的范围，却是治疗痴呆过程中始终都必须重视的大问题。

## 二、改善认知功能的药物

### （一）胆碱酯酶抑制剂（ChEIs）

由于老年痴呆患者大脑中胆碱能神经细胞坏死，导致此类神经元所分泌的与学习和记忆有关的神经递质——乙酰胆碱的含量减少，因此，现有的治疗痴呆的药物主要是胆碱酯酶抑制剂药物。这些药物通过抑制大脑中的胆碱酯酶的活性，减少胆碱酯酶对乙酰胆碱的降解，从而增加了大脑中乙酰胆碱的含量，有利于改善痴呆患者的学习和记忆能力。

常用的胆碱酯酶抑制剂有以下几种：

1. 多奈哌齐（安理申）：是一种新的六氢吡啶衍生物，它对中枢神经系统的乙酰胆碱酯酶具有高度的选择性，对乙酰胆碱酯酶的选择性亲和作用比丁酰胆碱酯酶强1250倍，所以没有明显的外周胆碱能作用，副作用较小。

服药方法：每天5mg或10mg，晚上睡前服，以减少胃肠道的不适等症状，但对失眠的患者则建议白天服药。大剂量可获得相对好的临床效果，所以如果需要，建议最初4～6周服用5mg/日，然后加量至10mg/日，以减少副作用的发生。安理申的主要副作用是胆碱能作用，表现为腹部不适、恶心、呕吐、腹泻、厌食等，主要在剂量快速增加时容易产生（如服药起始剂量为10mg/日，或1周内剂量由5mg/日增加至10mg/日）。其他不良反应还有失眠、疲乏、肌痉挛、头晕、头痛，除恶心、呕吐可达中度外，大部分不良反应均短暂且轻微，通常是一过性的，多发生在治疗的前3周之内，持续1～2天，无须停药或调整剂量，继续服药可缓解。

2. 重酒石酸卡巴拉汀（艾斯能）：是用于治疗老年痴呆的一种假性、不可逆性乙酰胆碱酯酶抑制剂，属氨基甲酸酯类化合物，和毒扁豆碱同类。艾斯能选择性抑制中枢神经系统乙酰胆碱酯酶及丁酰胆碱酯酶，尤其对海马及皮层有高度的选择

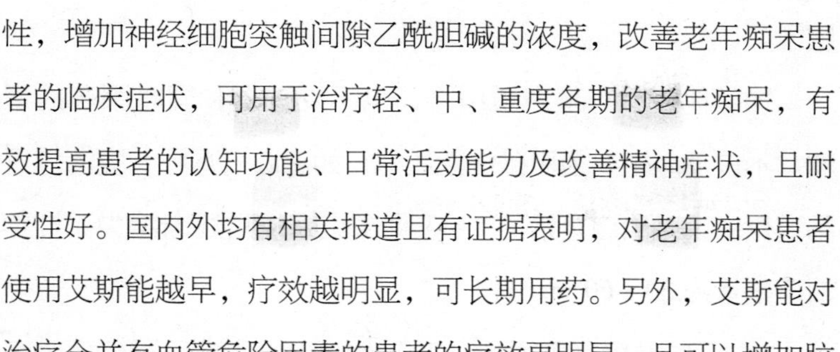

性，增加神经细胞突触间隙乙酰胆碱的浓度，改善老年痴呆患者的临床症状，可用于治疗轻、中、重度各期的老年痴呆，有效提高患者的认知功能、日常活动能力及改善精神症状，且耐受性好。国内外均有相关报道且有证据表明，对老年痴呆患者使用艾斯能越早，疗效越明显，可长期用药。另外，艾斯能对治疗合并有血管危险因素的患者的疗效更明显，且可以增加脑血流量，防止缺血损伤。

服用方法：艾斯能的推荐起始剂量是 2 次/日，1.5mg/次。前 4 周为剂量调整期，根据患者耐受性确定患者能耐受的最高剂量，每剂量水平治疗至少应持续两周，推荐的最大剂量是 2 次/日，6mg/次。维持服药期间不需要调整剂量。艾斯能应当每日随早餐和晚餐一起服用，需将整个胶囊吞服。治疗期间若因副作用停药，在重新服药时应将用药量减至前一个低剂量水平，甚至更低剂量水平。初始服用时应注意监测肝肾功能。

3. 加兰他敏：是石蒜科中的一种生物碱，为用于治疗老年痴呆的另外一种选择性高的竞争性乙酰胆碱酯酶抑制剂，没有肝毒性。因为加兰他敏与乙酰胆碱竞争性结合乙酰胆碱酯酶，因此在胆碱能高度不足的脑区，加兰他敏就可以更多地结合到乙酰胆碱酯酶，增加突触间隙乙酰胆碱的浓度，进而改善突触后神经元的功能。这种竞争性抑制的机制可以使胆碱能功能缺陷严重部位的功能得到改善，而不明显影响胆碱能正常的脑区。

加兰他敏不与蛋白质结合，也不受进食和同时服药的影响。不良反应主要为胆碱能性质的，如恶心、呕吐、腹泻等胃肠道反应，以治疗开始的 2～3 周多见，以后逐渐消失。推荐治疗剂量为 30～60 mg/日。

4．石杉碱甲（双益平、哈伯因）：是从蛇足石杉（俗名“千层塔”）中提取的一种生物碱。它是一种高选择性的胆碱酯酶竞争性和非竞争性的混合型抑制剂，脂溶性高，分子小，易透过血脑屏障，进入中枢后较多分布于大脑的额叶、颞叶、海马等部位，增加神经突触间隙的乙酰胆碱含量，有效地治疗中老年人记忆力减退和各种类型的痴呆。

服药方法：通常 2 次/日，100～200μg /次，但每日服用量不超过 450μg。石杉碱甲的不良反应主要为恶心、呕吐、厌食、胃肠道不适、腹泻等消化道症状，以及头晕、乏力、兴奋、失眠等，一般可自行消失。反应明显时减量或停药，可使症状缓解或消失。

### （二）谷氨酸受体调控剂

在老年痴呆患者的大脑中，皮层和离皮层途径的锥体细胞神经纤维退化。这些锥体细胞以谷氨酸为兴奋递质。研究表明，直接活化突触后受体将有利于谷氨酸的传递，其部分激动剂具有这样的优点，即当内源性谷氨酸低于正常水平时起激动剂作用，而当谷氨酸释放过量时则起拮抗剂作用，因此，部分激动剂会对兴奋毒性情况产生神经保护作用。已有报道的药物如美金刚，当谷氨酸以病理量释放时，美金刚会减少谷氨酸的神经毒性作用；当谷氨酸释放过少时，美金刚可以增加记忆过程所需谷氨酸的传递。

常见的谷氨酸受体调控剂有以下几种：

1. 黄皮酰胺：是从芸香科植物黄皮中提取的一种有效成分。研究发现，哺乳动物脑中许多部位的谷氨酸能突触传递，在经适当刺激后会发生持久变化，该变化的两种常见形式为长时程增强（long – term potentiation，LTP）和长时程抑制（long-term depression，LTD），二者均受钙离子调节，并依赖于 N – 甲基 – D – 天冬氨酸（NMDA）受体的激活，当发生 LTP 时，将会增强记忆和认知功能。

2. 美金刚：是首个对老年痴呆有显著疗效的 NMDA 拮抗药，为 NMDA 受体的非竞争性拮抗剂，可与 NMDA 受体上的环苯己哌啶结合位点结合。美金刚与 NMDA 受体的亲和力中等，可对抗谷氨酸的兴奋性毒性，但不影响谷氨酸的正常生理功能。当谷氨酸以病理量释放时，美金刚可减少谷氨酸的神经毒性作用；当谷氨酸释放过少时，其还可以改善记忆过程所需谷氨酸的传递。

服药方法：易倍申（盐酸美金刚片）应由对老年痴呆的

诊断和治疗富有经验的医生开出处方，并指导患者使用。在患者身边有按时监督患者服药的照料者的情况下才能使用其治疗。应按照现行的诊断标准和指南对痴呆进行诊断。成人每日最大剂量20mg。为了减少副作用的发生，在治疗的前3周应按每周递增5mg剂量的方法逐渐达到维持剂量，具体如下：治疗第一周的剂量为每日5mg（半片，晨服），第二周每天10mg（每次半片，每日两次），第三周每天15mg（早上服一片，下午服半片），第4周开始服用推荐的维持剂量每天20mg（每次一片，每日两次）。美金刚片剂可空腹服用，也可随食物同服。

（三）其他相关药物

1. 脑代谢激活剂：具有激活、保护、修复大脑神经细胞作用，能够抵抗物理、化学因素所致的脑功能损害，改善记忆和回忆能力。此类药物能促进脑神经细胞对氨基酸、磷脂及葡萄糖的利用，从而增强患者的反应性、兴奋性和记忆力。代表药物有吡拉西坦、茴拉西坦、奥拉西坦、吡硫醇。

2. 脑循环改善剂：老年痴呆患者存在糖、蛋白质、核酸、脂质等代谢障碍，同时其脑血液流量及耗氧量明显低于同龄正常人。因此，脑代谢激活剂和脑循环改善剂，尤其是具有脑血管扩张作用的脑代谢激活剂成为老年痴呆治疗的一大类可供选用的药物。此类药物主要有吡拉西坦、都可喜、喜德镇、己酮可可碱、脑通等。

3. 钙拮抗剂：此类药物易于通过血脑屏障，选择性扩张脑血管，减少因钙离子内流造成的神经细胞损伤或死亡，从而改善记忆和认知功能。常用的有尼莫地平。

4. 抗氧化剂和神经保护剂：抗氧化剂通过消除自由基和活性氧或者阻止其形成，从而保护神经细胞不被损伤，目前这类药物主要有维生素 C、维生素 E、艾地苯醌、褪黑素等。β－胡萝卜素和银杏制剂中也富含清除自由基的抗氧化剂。硒是构成谷胱甘肽氧化酶的成分，可清除过氧化氢，保护红细胞中的血红蛋白，阻止细胞膜被氧化。此类药物副作用少，相对安全性高。

近数年来褪黑素、司来吉林和脑活素也被应用于痴呆患者的治疗。

5. 雌激素替代疗法：为何女性发生老年痴呆较男性为多？科学家认为，这与老年妇女绝经后雌激素水平降低有关系，并且推测，雌激素对于防止痴呆发生可能有重要的作用。进一步的研究还发现，雌激素的使用剂量和使用时间与发生痴呆的危险性成反比，即使用剂量大，使用时间长，患痴呆的概率就小；使用剂量小，使用时间短，患痴呆的概率就大。但是，对使用雌激素治疗和预防痴呆，目前还未形成一致的认识，老年妇女中长期使用雌激素也会产生各种不良反应，诸如乳腺癌、子宫内膜癌、冠心病、卒中、静脉血栓等，危险性不容忽视。因此这个问题目前还在积极的研究之中。

## 三、治疗老年痴呆行为和精神症状的药物

老年痴呆患者 70% 以上有可能出现行为和精神症状，有些时候需要使用抗精神病药物。然而，这类药物的使用必须非常谨慎，医生应当综合考虑各方面情况，并确认没有其他有效的非药物干预手段后，才能决定是否采用。家属或者护理人员必须严格遵从医嘱。

应用行为和精神症状的药物，是针对患者突出的症状进行的治疗，并非采用某种药物就能控制患者所有的行为和精神症状出现。如抗抑郁药（像西酞普兰、舍曲林、米氮平等）主要用于治疗抑郁、焦虑、不安和攻击行为；抗精神病药（像利培酮、奥氮平、喹硫平等）用于治疗幻觉、妄想、激越和攻击行为；心理稳定剂（像丙戊酸钠等）主要用于治疗严重的攻击行为等。

痴呆患者中睡眠障碍是常见的，但并不都需用药物治疗。如果失眠对患者和他人无明显影响，则不必用药物治疗。药物的选择，一般根据是否同时还存在其他精神症状而定。例如：同时有激越行为和睡眠障碍，一般在睡前给予小剂量利培酮、奥氮平、奎硫平等，以控制攻击行为等精神症状，但不能长期

使用；如果抑郁和睡眠障碍并存，可在睡前给予具有镇静作用的抗抑郁药；当焦虑症状突出时，可选用苯二氮卓类如劳拉西泮。痴呆相关性睡眠障碍患者的治疗应当尽量避免使用长效苯二氮卓类药物，否则可能加重精神错乱与认知功能障碍。

对于没有其他精神症状的睡眠障碍患者，可以使用褪黑素。每日睡前2小时服用普通释放型或控释型褪黑素1mg能够有效地改善痴呆相关性睡眠障碍，表现为睡眠潜伏期缩短、睡眠中觉醒次数减少、睡眠效率与睡眠质量提高。

# 第四篇　痴呆老人养护知识

患病的老人和常人一样，喜欢生活在熟悉的生活环境，身边有能够与他们交流感情的亲人，能够有条件去做自己乐意做的事，如家务、文化娱乐或者体育活动。随着病情的进展，自然也需要得到各方面的关心和护理，社会要尽力去创造他们需要的生活环境，社会、家庭和养护工作者要懂得老人的特殊思维方式，学习和他们和谐相处，并有能悉心照顾好他们的本领。要知道，我们的责任，不仅要让老人衣食无忧，还要让老人体会到生活的乐趣！

# 第一章　养护工作者与痴呆老人的沟通

沟通是人与人之间、人与群体之间思想与感情的传递和反馈的过程，其目的是求得思想的共鸣和感情的通畅。沟通包括语言沟通和非语言沟通，语言沟通包括口头沟通和书面语言沟通，非语言沟通包括声音语气沟通（比如音乐）、肢体动作沟通（比如手势、舞蹈、武术、体育运动等），最有效的沟通是语言沟通和非语言沟通的结合。

痴呆老人在患病初期一般能够与常人一样，和人相互交流，他们能理解的、能记住的比你能想象的要多。随着病情的发展，其语言和交流能力会逐渐衰退，表达个人需求的能力也将越来越差。如果这个时候，身边的亲人或者护理者不能理解他们的需求，往往会诱发异常行为发生。

美国心理学家 Judith L. London 在她的著作中对痴呆老人的生活有一段描述：

想象一下，早晨起床后不知道自己在哪儿或不知道自己是谁，你会感到很困惑、害怕。当你看向四周的时候，一切都很陌生。周围的人你都不认识。你可能梦见过你妈妈，而且感觉像是真的。你不知道其实那只是一个梦。不论过去还是现在，梦想和现实总是交织在一起。这时，你会问，“妈妈在哪儿?”

一些你不认识的人带着怀疑的眼神回答：“你妈妈不在这里。”你不会相信他们说的话，因为你刚刚才和妈妈说过话。你感觉很烦躁，想说话却找不到合适的词语。你有种挫败感，而且非常生气。你会认为，“难道他们不知道我妈妈就在这儿吗?”你一直重复地问自己：“我妈妈在哪儿?”然后有人会说，“我们换身衣服吧。”此时，你已经心烦意乱，而且感觉到不安，因为一个陌生人正在试图帮你脱衣服。过后，你又再问妈妈在哪儿，但是，此时已经没有人回答你了。

最后，知道如何与你交流的人进来了，说：“你想念你的妈妈吗?”你点了点头，然后那个人就说：“你妈妈对你很好吗?”你回答是。然后那人问，“她是一个很好的厨师吗?”

然后你们开始交流，你不会觉得不安了，会觉得很高兴，直到最后跟别人说出你心里真正想的是什么：你的妈妈。

从这上面，大概可以想象痴呆老人可能体会到的挫折感和迷惑感。一个痴呆老人显然不能理解现实。而当我们开始尝试去理解他，这就是真正的交流。

作为痴呆老人的养护者，应该理解痴呆老人已经损失了通常认知能力，他们要求我们接受“另一种新的交流方式”以与其对话，帮助其应对生活的需求。诚然，和那些下一分钟就

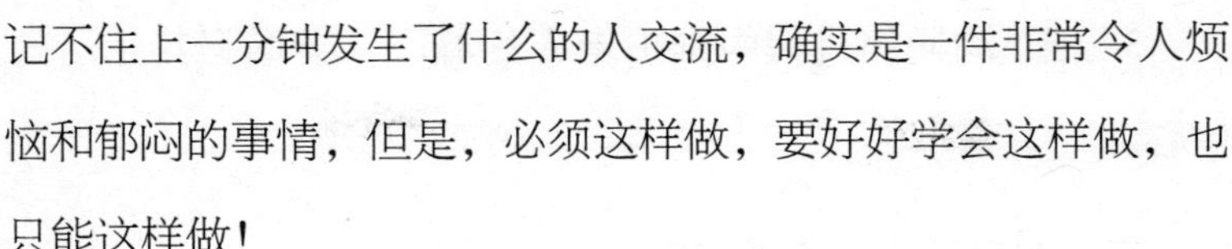

记不住上一分钟发生了什么的人交流，确实是一件非常令人烦恼和郁闷的事情，但是，必须这样做，要好好学会这样做，也只能这样做！

沟通是护理的基础，有了良好的沟通，我们就知道老人要什么，他们也知道我们可能会做什么，会主动地配合我们。

## 一、沟通中维护痴呆老人的尊严

1. 痴呆老人是社会必须尊重的群体。如前所述，老年痴呆的发病率高，全球有患者6000万，中国接近1000万，因其患病率随年龄增长呈上升趋势，是相当一批长寿老人可能面临的问题。这些老人抚儿育女，为一代或者几代后人的成长费尽了心血，为我们社会的建设已经付出了毕生的精力，他们中很多人曾经是社会精英，对社会有过突出的贡献。他们现在的“傻”，也只是生命的过渡，他们和我们一样应有人的尊严，我们没有理由不尊重他们。

2. 痴呆老人尽管存在以记忆力衰退为先导的认知障碍，思维理解力迟钝，从而影响着相互沟通。但是，他们的感受器官仍然保持着接受能力，各方面的感觉机能仍然存在。在病程早、中期，知觉也不会有明显的减退，即便在晚期也保留着瞬时感知能力，他们需要并且十分在意个人的尊严。我们要以换位思考的方式，来理解痴呆老人。

3. 相互沟通的过程中维护老人的尊严，会增强其生活的信心。

## 二、与痴呆老人沟通的意义

有效的沟通能让人们交流思想，相互同情、理解，共同感受欢乐和悲伤。敞开心扉之后，人们会充满愉悦之情，因为在这个特殊的瞬间，沟通者会感到自己没有被孤立，还有人和自己可能存在同样的感受。沟通就相当于建造了一座桥梁，让人们彼此连接在一起。

与痴呆老人沟通，是为了关心老人，这过程中要让老人理解我们的表达，我们也要能理解老人的想法。痴呆老人是有思想的，只是他们可能把过去和现在的记忆零乱地混在一起，他们说出的语句，可能是由一些风马牛不相及的思想碎片拼凑起来的，而这些碎片又是不合逻辑地搭配在一起。很多家属和护理人员认为这些只言片语堆砌的表述没有意义，于是，他们不再花时间去理解患者到底想表达什么意思，导致沟通戛然而止。其实，只要我们耐心细致地倾听和观察，往往总可领会其意，让彼此沟通的渠道豁然通畅。

## 三、与痴呆老人沟通的障碍

与痴呆老人沟通的障碍，既可以来自于患者，也可以来自于护理人员，还可以来自于环境的干扰，表现在：

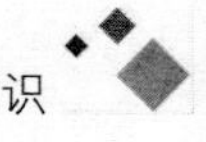



1. 患者方面的障碍：痴呆老人在发病的不同阶段，表现不同。病程早、中期，患者谈话时跟不上别人的思路，找不到合适的词语来表达自己的意思，有时会出现交流中断，话说了一半，却想不出接下来该怎么说；进行长时间谈话时，难以专注，容易转移注意力，也常易受环境干扰；常常重复提问，或者反复讲同一件事情；有时因为沟通出现困难，而发生突然的情绪变化。病程晚期，痴呆老人说话会变得含混不清，听者难以理解；再后，只能用几个简单的词或者字来表达，以致完全失去语言表达能力，患者往往只能尽力以肢体动作或者表情给予表达和回应。

2. 护理人员方法不当：护理人员说话速度太快，老人听不明白，或者说的话太复杂，老人难以理解；护理人员说话的语音语调掌握不好，对老人产生不良刺激；护理人员不理解老人的沟通能力已有损害，时而期待老人和常人一样回应提问，而表现出态度的不耐烦；对老人说得不对的话，或者做得不对的事，以生硬的态度直接纠正，老人会感到沮丧，甚至被激怒；护理人员观察不仔细、不到位，老人又无法表达自己的不适时，也会引发沟通障碍。

3. 环境干扰：当老人处于嘈杂场所，或者旁人太多时，容易分散注意力；有些环境让老人感到不适，有的环境会造成老人错觉或者幻觉，都会导致沟通障碍。

## 四、与痴呆老人沟通的技巧

1. 首先要建立宽松温和的气氛：痴呆老人反应慢，与人交流情绪往往紧张，我们要让自己的身体位置处于老人水平视线之下，在他的视野之中，便于语言交流的同时也有非语言的表情、肢体交流，使其看到我们的微笑和快乐的情绪。我们也可以在听其语言的同时，观察其肢体表达，便于理解完整语意。

2. 要经常进行自我介绍，并且每次问候都叫他的名字。呼唤老人时要找适合老人爱听的尊重于他的个性化称呼。

3. 与老人对话，要在老人注意你的时候讲，让他觉得你非常关注彼此的交流。和老人保持亲切的眼神接触，语速要慢，语句要简短，语调要友好且有吸引力，要使用手势。

4. 当老人表示想和护理人员说话时，护理人员要面向老人，耐心仔细倾听，要给老人充足的时间用来表达自己的意图，不要催促老人；如果老人谈吐出现问题，可让其以肢体语言形象表达，护理人员借此揣测其意图；如果老人出现紧张和烦躁，要及时安慰老人，劝告其不要着急，没关系；一旦明白了老人的意思，护理人员要微笑点头示意，以鼓励老人。

5. 对老人提问，一次只问一个问题，问题要尽量简单，然后耐心等待回答；老人需要时间组织语言，或者以肢体表达其反应。照护老人，要像对待婴幼儿一样细心和耐心，但是，不可以用对待婴幼儿说话的口吻同老人讲话，否则，老人会感到没有受到尊重。同时，研究表明，开放式提问可以引发痴呆老人更丰富的回应。

注意，不要纠正痴呆老人的回答，否则容易导致交谈就此结束。护理人员应当设身处地去理解和体会老人可能的想法，直接去思考其在说些什么或感觉怎样，并向老人求证，看其是否同意你的理解。如果理解有困难，可以试着通过重复老人说的话来肯定他，同时丰富其内容。再通过倾听来进一步理解。

和老人试着聊一些很久以前发生的事情，那些记忆往往是最后才消失的。交谈过程中不要表达反对意见或者争辩，要让老人知道你明白其传达的意思，并进行求证。

6. 当老人不断重复某一特别的想法时，应当注意，这是当时老人头脑中最为关注的东西。这是了解老人内心想法的契机。应当利用对老人有关情况的熟悉，去探究隐含在重复语句背后的含义，建立联系。这个过程中，可以针对老人提出的话题，询问他自己的观点，或者把那些只言片语联系起来，帮助他表达自己的意思。

7. 提问题时，老人只需回答“是”或“否”即可，而不需要做复杂的思考，如问“你想出去走走吗？”而不是“你想做些什么？”

8. 沟通过程中如发现老人同时有视听障碍，必须调整交流方式。对视力障碍者，要强化语言；对听力障碍者，要按照他的听力调整音量，并尽量靠近他，以便他能看到你嘴唇的动作，但是又不要离得太近，避免压迫感，同时可以配合肢体语言。

如果有条件，应当为听力障碍者配备助听器，即使老人拒绝，也应当随身携带。每次需要使用的时候，都应当重新提议老人佩戴。

与言语功能障碍的老人沟通时，沉默也可以作为一种沟通的方式。他会看到你的努力，并认为你在关心他。

完全不能说话者，可用点头、摇头来表达是与否。如果说话不清或听不懂时，要耐心，可用手势、图片、书写等方式进行沟通，适当的抚摸如拍拍背肩、拉拉手，能使患者感受到一种支持和关注，消除其孤独感。

可以利用老人喜爱的食物、过去有意义的照片去唤醒其记忆和情感，同时进行交谈并观察其反应。

9. 大约有一半的痴呆老人都会出现妄想和幻想，其中被害妄想是最普遍的一种。试想，一个人如果看到一个陌生人出现在自己的私密领域，给他洗澡、换衣服，怎么会不产生怀疑？对这种情况，最重要的仍然是表达善意，让老人接纳护理人员的存在。其次，要将老人的妄想看成其思想和愿望的表

达，与他沟通所妄想的内容，并尽可能理解。最后，要接受妄想内容是老人内心世界的一扇门，慎重对待。

10. 要注意维护老人的自尊。多倾听和学习，要设法让老人感受到自己的作用和价值。在咨询过医生或专家后，要让老人去做他力所能及的事情，即使在一旁观看让你十分的焦虑，但也应当给予足够的耐心和信心，在一旁看他完成。如果剥夺一个人去做他还能做的事情的权利，就是在剥夺他的尊严！

老人的外表形象可能对他十分重要，衣着打扮应当尽量让患者去选择。你可以帮助提供两个简单的选项，帮助老人做出选择。对老人的选择要赞美和支持，这个既能维护他的自尊，也能让人感觉愉悦。

11. 不要轻视离别对老人的伤害，特别是家人不能照顾而委托养老机构的。至少应当提前告知要离开的事情，让老人有时间做心理准备。要让老人知道你还会再次回来，如果老人不想让你走，应当让他知道你能感受到他的心情，而且告诉他你也有同感。

12. 与老人沟通最重要的是亲近之情，不要太计较老人一些伤人的言论。可以试着保持幽默，如果确实很受伤，也可以用“噢，我很难过”等简单的话告诉他。护理人员若能在情感上与老人建立亲近关系，沟通的渠道自然就会逐步畅通。居家养护的老人，家人要坚守平静和乐观，视痴呆老人为正常人，保持耐心、隐忍和风趣氛围，有爱就能维持有效的沟通。

## 五、与痴呆老人沟通过程中要避免的问题

1. 避免和老人争论，避免批评老人，避免用命令的口吻，也不要使用冗长的说教，否则会搅乱老人的思维。

2. 老人有错时，不要教训、责备或者挖苦，要使用安慰的语言去稳定其情绪。

3. 避免当着老人的面议论老人，也不宜直面讲“痴呆”一类刺激老人的话语。

4. 交流的场所要避免噪声。

5. 无论任何时候，尊重老人，认真解决老人所关注的问题都是最重要的。

# 第二章　痴呆老人生活能力的训练和照护

照护痴呆老人时，我们的养护工作者不要把精力集中在老人已经做不了的事情上，我们的第一要务是掌握他还能做什么，充分认识、保存和利用他的现存智慧、兴趣和生活能力，有针对性地训练并提供其生活中需要的帮助。

## 一、痴呆老人生活能力的训练和照护要领

### （一）根据老人的生活能力和爱好，提供个性化照护

老年痴呆患者患病早期，只是表现在某些近事遗忘。这个阶段，我们要帮助老人维持记忆，鼓励和引导老人积极参与生活事务，维持自立能力，并在安全上给予关照即可。随着病程的发展，老人的生活能力逐渐减退。病程的中期，则要着重于生活障碍的养护，或行为和精神症状的养护。到了病程的晚期，则需要全面护理。因此，护理人员要在与老人的接触之中，不断地评估其生活能力，为恰当的护理做先导。

老年痴呆会不断地侵蚀老人的生活能力，但在不同的时间段老人仍然保留着部分能力，护理人员要善于鼓励老人发挥这

些能力，尽其所能参与生活事务，只在必要时给予协助。老人过去能做的事，现在做不好了，护理人员要进行口头或动作提示，或做示范表演，以强化记忆。不要因为老人做不好而失望，要尽力创造成功。

各人的个性和爱好不同，护理人员要在充分了解的基础上，尊重老人的个性，日常生活中，多安排一些他喜爱的活动，提供一些他喜欢的日常用品。

### （二）维护老人的自信和自尊

得病之后，尽管老人的认知和生活能力都将逐步衰退，但是，他们仍然需要体现自身的存在，需要通过行动来证明自己生命的价值。护理人员要创造机会，鼓励老人参与家务劳动、兴趣活动以及小型聚会等，让老人有所表现。

在日常活动中，老人每做完一件事情，护理人员要给予鼓励和表扬，让老人感受到自身的成就。老人日常生活中难免出错，会给护理工作带来麻烦，护理人员不要去责备老人，不能让他们感到难堪。

### （三）营造安全舒适的生活环境

痴呆老人的认知功能损伤，导致其环境适应能力降低。老人的居住环境需要安全舒适，室内要有充足的光线及照明，地面必须平整防滑，室内家具要便于使用，不易引发人为损害，卫生间一定要能防滑，并且安置扶手。为防老人在无人陪伴时

离开住所，家庭或者养护机构需要安装防走失的监控设备。

在养护机构，居室要营造家一样的氛围，让老人感受到“家”的温暖、舒适和安宁。

### （四）要给老人适当的感官刺激

适当的感官刺激，可以维护老人感知世界的能力，并带给他们轻松愉悦的感受。这首先可用的是音乐，痴呆老人因为记忆和思维受到损害，他们会看不懂电视剧，但是，会有兴趣听音乐，一些老的歌曲还可能跟着唱，让老人抒发情感，引导记忆和思维。

在痴呆老人生活的环境中，还可放置一些老人可以触摸和搂抱的玩具，如布料的熊猫和大头娃娃之类。居室内还可以放少许老人喜爱的老旧、会勾起怀旧的物品。

### （五）培养并坚持有规律的生活作息习惯

培养有规律的生活作息习惯，可以让老人知道下一阶段自己可能要做什么，会减少他们的焦虑感，有助于稳定病情，维持其日常生活能力。

一天的活动可参照以下安排：

上午：起床之后，洗漱，整理衣冠，准备早餐并随之用餐，观看早间新闻，在周边庭院散会步，回到室内安静休息一下，可饮用少量奶食，随后，播放老人青年时代爱听的音乐。

下午：食用午餐并独力清理好餐具之后，午休 1 小时左右，安排一些手工艺活动或者护理人员与其共同唱歌，吃点水果之后，外出散步。

晚上：食用晚餐并独力清理餐具之后，安静休息一段时间，收看老人喜欢的电视节目或者倾听轻松的催眠音乐后，洗漱，安然入睡。

在为患者挑选、安排一天活动的时候，应该考虑以下几个方面：

哪个活动效果最好？哪个不好？为什么？

这个活动是否令人愉快而且容易完成？

活动中患者是否感到厌烦或者心烦意乱？是不是该引入一个新的活动？

### （六）树立安全意识，避免出现意外

由于认知功能的衰退，痴呆老人对生活中的不安全因素丧失警觉，很多对正常人来说是很安全的物品或事情，对于他们却是安全隐患。因此，护理人员一定要有安全意识，要限制老人接触和使用危险物品；老人外出必须陪伴；要规避日常生活中可能出现事故的操作。

## 二、痴呆老人认知能力的训练和照护

尽管痴呆老人的认知能力会不断下降，但是，他们仍然能感受到爱、关怀和尊重，仍然希望自己生活得有意义。对于

早、中期患者，要根据他们的兴趣和能力，安排适合的活动。具体包括：

## （一）认知能力训练

由护理人员设计，安排一些锻炼认知能力的多元化游戏或者活动，并陪伴老人一起完成，以帮助老人活动大脑，延缓认知能力的退化。

1. 记忆力训练：早、中期痴呆老人仍有内隐记忆，可以通过激发潜意识的方法进行学习和记忆。也就是说，痴呆老人有能力去学习与自身有关的一些重复在他们周围出现的信息，而且他们过后还能够记住这些信息，包括一些特定的运动技能和习惯。即使他们没有意识到他们是如何学习的，但是在他们的潜意识层面都可以提取这些信息。护理人员或家庭照护者可以指导患者制定生活作息时间表，让其主动关心日期、时间的变化，督促患者按规定的时间活动和休息。可以陪老人一起看老照片、引导回忆往事、鼓励老人讲述个人的故事；在居室醒目的地方放置家人的老照片等，帮助老人维持远期记忆。陪同患者外出要让其自行分辨方向，失误时予以指导。

2. 物体识别和归类能力训练：让老人每天坚持做室内家具物件物归原位等训练。老人的日常生活用品应放置在规定的地方，尽量让其自行取放。也可以通过剥豆壳时分放豆子与豆壳一类的家务活动来达到目的。

3. 思维能力训练：让老人玩拼图、搭积木，如果是在家里，最好是有小孩陪同，这样会提高老人的兴趣，增强效果。

4. 数字和计算能力训练：护理人员或者家人可以把这一训练融入生活，让老人帮助算账，比如每天的菜金计算之类；还可以念一串不按顺序排列的数字，念完后让其重述。

5. 逻辑思维能力训练：可根据老人当时的能力，让老人下棋、打牌或者玩麻将等，训练其逻辑思维能力。

### （二）家务劳动能力训练

患病早期，老人还有独立从事家务劳动的能力，居家养护时仅需监督安全，要鼓励老人坚持下去。随着病程的进展、能力的衰减，自然要退出复杂的家务劳动，护理人员要维持其保留的能力，继续鼓励老人做力所能及的家务劳动，这有利于维持大脑的活力。

### （三）社会活动能力训练

不管老人生活在何处，护理人员都应该为其安排一些社会交往活动，让老人保持和外部世界的接触。目前我国的社区老年服务中心已较为普及，要创造条件，提供居家养老的痴呆老人的日托服务，帮助这些老人参与社会交往。入住养老机构的老人，养老机构一定要在良好的监护条件下，为老人创造各种社会交往的机会，使他们享受交往的快乐。

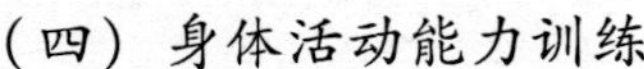

### （四）身体活动能力训练

大量的研究证明，长期坚持身体活动对痴呆老人有多方面的好处。

1. 强化了血液循环，促进了机体代谢，能够增强老人的体力。

2. 维护和改善老人的认知功能。

3. 减少和改善老人的行为和精神症状。

4. 改善老人的夜间睡眠。

护理人员根据老人的体力状况，安排每日的活动，最好是上、下午能各有30分钟以上活动时间。活动方式按照生活环境和老人的体力条件而定，如体操、散步均可，贵在每日坚持。

## 三、痴呆老人基本生活能力的训练和照护

痴呆老人的基本生活能力，包括吃饭、穿衣、刷牙、大小便、洗澡和睡眠，这些都是每天的必须，也是护理人员每天关注的基本工作。

### （一）饮食照护

饮食照护的目标，是确保痴呆老人摄入适当的营养和水分，保持身体健康。用餐的过程中，让老人感受到愉悦和享受，提高他们的生活品质。在老人患病不同阶段，其工作方法

上应有所区别。

1. 患病早期的饮食照护：患病早期的老人，吃饭不会存在任何困难，只是因为记忆障碍，他们在独立安排食谱、买菜和烹饪方面会存在一些问题。护理人员可以与患者一道去买菜，让患者选择自己喜欢的食品；洗菜、备菜和烹饪时，可以在旁监督帮助，由老人自己独立完成。

老人的饮食要求清淡，主要为五谷杂粮和新鲜蔬菜，搭配适量的高蛋白质食品，以鱼类多些为好，只是需要注意剔除骨刺。每日需要配给一定量的酸奶。

2. 患病中期的饮食照护：随着老人认知能力的降低，膳食将有赖护理人员料理了。居家的老人可按其日常惯用的烹调方法，提供可口的食物。对于生活在养老机构中的老人，护理人员要准备适合老人咀嚼和吞咽的食物，菜宜切碎些。有的老人对食物或饮料的温度反应迟钝，因此，给老人的食物或饮料不能太热或者太凉。护理人员每天要给予老人充足饮水。

老人在饮食过程中，由于行动的不协调，可能会将饭菜撒落，弄脏衣物，吃饭的速度也变得缓慢，护理人员要平静对待，不要抱怨或者责备。要多鼓励他们，便于其最大限度发挥自身进食的能力。对不能独自进食的老人，护理人员要帮助喂食。

3. 患病晚期的饮食照护：患病晚期，全部有赖喂食，吞咽困难也是常态。老人在喝水或菜汤时，容易呛到；有的老人则将食物含在嘴里。此时，可做下述处置：一是将食物切碎，煮软。二是把食物切碎后加入琼脂等凝固剂，将食物变成泥状，便于吞咽。三是果汁或菜汤中可以加入适量淀粉进行勾芡，让汤汁浓些，便于喝下去。四是喂食时老人要尽量保持坐姿。

### （二）穿衣的照护

老人认知功能存在障碍，不知道应该根据气温的变化，更换衣服。更换衣服时，看到衣柜里很多衣服，老人不知道自己该穿何件，不知道按照怎样的顺序穿着衣服，无法将衣服穿整齐。

护理人员根据实际情况，给患者提供指导和帮助。让老人穿着得体，保持整洁的外表，维护其生活的尊严。

### （三）口腔卫生照护

口腔的健康，关系到老人的饮食和食物的消化。患病老人常常会忘记刷牙，或者拿着牙刷后，无所适从，不知道如何刷牙。备有义齿的，佩戴和保护会出现困难等。

护理人员可以采取以下的方法来提供帮助：

1. 监督老人早晚刷牙，饭后漱口及清洁义齿。
2. 到了应该刷牙时间，提示并指导老人刷牙。
3. 对于拿着牙刷无所适从的老人，可以把刷牙分解成几个简单的步骤，按顺序依次给予简单明确的口头或动作指导。

4. 对于使用义齿的老人，要让其在进食之后和晚上睡觉前把义齿清洗干净。

5. 痴呆晚期老人的口腔清洁，有赖护理人员帮助完成。老人每次餐后，护理人员要使用纱布或棉棒帮其擦拭清洁口腔。

### （四）洗澡的照护

发病早期，老人尚有独立洗澡的能力，护理人员仅需在安全方面适度关注，比如，水的温度是否合适等。随着病程的进展，老人会无法独立完成洗澡任务。相当多的老人不愿意洗澡，不肯接受护理人员帮助，有的甚至会发生抗拒行为。为了使老人保持身体清洁，护理人员应在掌握老人个性特点的基础上，琢磨应对措施：

1. 洗澡前与老人建立良好的沟通：由于认知障碍，老人可能对洗澡心存恐惧。护理人员要以微笑友好的态度，用令人安心的语气给老人简单的解释和安慰，鼓励合作。

2. 洗澡的环境要舒适安全：浴室要有座椅，地面要防滑，室温和水温要适宜。

3. 洗澡时在引导老人自理的基础上给予帮助：老人在患病的不同阶段，保留不同的自理功能，护理人员要在鼓励老人发挥仍存的动手能力的前提下，帮助老人耐心擦洗好身体的各个部位。

4．洗澡的过程中尊重、保护老人的隐私：洗澡时，最好由同性护理人员帮助，这样老人容易接受；帮助洗澡时动作要温和，尤其是清洗私处时；洗浴之后，护理人员要用大毛巾包住老人的身体，既能保温，也尊重了稳私。

### （五）睡眠的照护

痴呆老人往往都有不同程度的睡眠障碍，在其疾病中期阶段表现突出。常见的问题是：夜间醒着的时间变长或醒来的次数增多；夜间起来活动或出现躁动；睡眠周期倒置，晚上睡不着，白天打瞌睡，陷入恶性循环。Ancoli－Israel 等的研究表明，痴呆老人睡得越多，包括白天频繁地打盹以及晚上很早就上床，就越可能在白天表现出更多的攻击性行为，在晚上到处游荡。睡眠障碍会加速疾病的进展，也影响着护理人员或家人的健康。Tucker & Fishbein 的研究表明，应当限制老人一天只能在下午早些时候打一次盹，并且时间不多于 1 个小时，这种短时间打盹，能够有助于新的记忆形成。

改善痴呆老人睡眠的具体办法是：

1．老人的居室白天要有充足的阳光，夜间要有够厚的遮光的窗帘，室内日夜鲜明，晚间环境宁静，室温要适宜。

2．白天少睡，中午只能短时入睡，养成长期坚持按时作息的习惯。要严格限制老人白天在床上的时间。

3. 白天要有足够的运动量，每次运动 6 ~ 30 分钟不等，或者在老人能够承受的范围内。要让老人白天尽量处在阳光下。坐在有太阳的地方，即使是 30 ~ 45 分钟，都会很有帮助。到傍晚，沐浴夕阳会改善夜晚的睡眠质量。

4. 恰当安排饮食，有睡眠障碍的老人不宜多喝咖啡一类饮料，至少在中午 12 点以后不能喝任何含咖啡因的饮料。在晚上 6 点以后，限制老人摄入流质食物。确保老人远离所有酒类，因为酒精能使睡眠变浅，易使老人在半夜醒来。

5. 晚间睡前不能有使情绪紧张的活动，睡前安排一个热气腾腾的淋浴，如果条件不允许，也应当用热水洗足，同时播放轻柔的音乐。

6. 对于晚间躁动的患者，要在寻求原因的基础上，缓解老人的情绪，不要大讲道理，重在安慰。

7. 确保老人有一个长期固定的睡眠习惯。

### （六）排便的照护

病程进入中、晚期的痴呆老人，由于自身控制能力缺失，排便紊乱必将出现，照护老人的排便卫生就成为护理工作的重点和难点。

排便卫生，要求我们的护理人员必须做到：让痴呆老人排便通畅，协助及时如厕；帮助有失禁的老人力所能及如厕；保持老人会阴和肛门的清洁；维护老人的自尊。其照护方法大体

如下：

1．改善便秘或尿潴留：由于中枢神经调节障碍，老人活动减少，食物纤维素摄入减少，或者药物的副作用，导致肠道和膀胱收缩无力，容易引发便秘或尿潴留。为此，要协助老人进行一些舒缓的身体锻炼，比如散步、做操等；要让老人每天摄入足够的水分，多吃高纤维食物；每天为老人进行几次顺时针腹部按摩，也能促进肠道蠕动，尿潴留则按摩下腹部中央。如果老人在 3 天内没有大便，可以使用缓泻剂。

2．掌握老人排便规律，定时引领如厕：护理人员要通过记录老人日常如厕时间和频次，来掌握和保持其排便习惯。要把老人容易出现排便问题的时间也记录下来，从而发现其中的规律，这样就能尽可能地提前引导老人如厕。

3．认真识别老人排便需求迹象：随着病情的发展，当老人已不能用语言来表达上厕所的需求时，往往会用肢体语言或表情来表达。比如坐立不安，拉裤子，突然走来走去，突然沉默或者烦躁、焦虑等，这都有可能是老人需要上厕所的表现。应该注意的是，老人不能用语言表达便意之后，会有很长一段时间仍然保留着控制大小便的生理功能，护理人员要珍视并加以保护。细心观察老人的体态表现，尽量保持入厕大小便。这有利于维护老人的尊严，缓解情绪，提高其生活信心，延缓病情的进展。

4. 营造标记鲜明、安全的厕所环境：痴呆老人居室的厕所要有醒目的标记，厕所内应该照明充足，无人在厕时，门要保持敞开；厕所内应设有安全扶手，不能存放其他用具，以防老人把别的用具误认为是马桶。

5. 引导、陪护如厕：对于能以语言表达需要的老人，要鼓励他们主动告诉如厕的要求，护理人员便于提供其他需要的帮助；老人每次排便都要留给充足时间，不可催促；陪护排便的过程中要尊重老人隐私。

（6）帮助失禁老人如厕：痴呆老人进入病程晚期，已不能用语言表达排便诉求，会大小便失禁。护理人员只有耐心细致地观察和护理，才能避免尿、便沾污衣被，以保持老人的尊严。处理方法是：

护理人员对尚有走动能力的失禁老人，要帮助他们保持去厕所大小便的习惯，既不要沾污衣服，也不能仅依赖于使用一次性内裤。可以为老人安排一个个性化的时间表，注明老人容易出现失禁的时间，护理人员按时引导扶持其入厕；要协助老人脱下裤子，坐到坐便器上；便完后协助老人擦拭清洁，穿好裤子。护理过程中动作要轻柔，并且要赞美老人的配合，同时，观察尿、便是否正常。

卧床的失禁老人需使用一次性内裤和尿垫，护理人员的任务是为老人及时更换，保持清洁干燥，有时还需要帮助老人在床上采用仰卧或侧卧位，用便盆或尿壶大小便。在可能时，每天尽力帮助老人使用一两次马桶，这对保持老人的尊严，以及舒缓老人精神压力是有帮助的。

### （七）皮肤和骨关节的保护

处于病程晚期的患者可能会卧床不起或者长期坐在椅子上，引起皮肤破损、褥疮和关节受凉。

护理人员应至少每两小时挪动一下患者的位置，减少身体压力并改善皮肤的湿度。挪动位置使患者舒适，让患者身体伸直，用枕头支撑手臂和腿。

学会如何抬起患者。观察并学习护理专业人士如何采用适当的方法抬起并移动痴呆患者，避免造成伤害。

使用枕头或垫子保护骨骼部位如肘、膝、臀部。使用乳霜轻柔骨骼部位，不要使用外用药水按摩这些地方。

保持关节活动度。如果被限制在椅或床上，患者可能会出现关节“冻结”，肢体挛缩。护理人员应每天慢慢地、小心地移动患者的胳膊和腿两到三次。

### （八）照料痴呆老人服药、输氧注意事项

1. 要告诉医生患者过去曾服过的和现在正在服用的所有药物，以检查是否存在药物相互作用。确保患者的每个医生都知道所有用过的药物。

2. 尽量掌握每种药物的信息，包括名称、用途、剂量、

服用次数和可能的副作用。在任何情况下，没有医生的允许都不能改变剂量。如果发生严重副作用，要及时向医生报告。

3. 用简单明了的语言帮助患者了解即将服用的药物是什么，为什么服用。比如，要清楚地告诉他："这个药片是治疗您高血压的。放在嘴里，然后喝点水，咽下去。"

4. 让服药成为一种习惯。在特定时间以特定方式给患者服药可以减少冲突。然而，如果患者拒绝服药，那就换个时间试试。不要指望患者自己会服药。

5. 痴呆老人经常会忘记吃药，或者吃错药，甚至忘记了已经服过药而再一次服用，因此服药时须有人在旁陪伴。

6. 对伴有抑郁症、幻觉和自杀倾向的老人，一定要将药品藏好。

7. 老人常常不承认自己有病，或者常因幻觉、多疑而认为是毒药，拒绝服药。要耐心说服老人，并注意观察其是否吞下，防止老人在无人看管后将药吐掉。

8. 老人服药后常常不能表达其不适，一定要细心观察是否有不良反应。

9. 卧床和吞咽困难的老人不宜服用药片，这时要请医生改换剂型，如改为液体药剂。有些药物可以碾碎之后随食物服用，但要得到医生的认同。昏迷的老人要通过鼻饲管注入药物。

10. 实施输氧时，室内不能有明火，不能吸烟，以防止火灾或爆炸。在连接湿化瓶时，两根玻璃管切勿颠倒，否则容易导致老人窒息。老人饮食或者饮水时，应暂停吸氧。

# 第三章 痴呆老人行为和精神症状的照护

痴呆老人因大脑的渐进性病损，除了直接导致的认知障碍外，对周围环境也逐渐感到陌生和困惑，从而引发意识、思维和情绪方面的紊乱，导致一些怪异的行为，即精神症状发生。这在痴呆老人病程的中、晚期常有显现。护理人员需要学习掌握相关知识，尽力帮助老人防止其发生，或者在发生之后能恰当采取应对措施，缓解或消除老人的痛苦。

## 一、触发痴呆老人行为和精神症状的可能因素

痴呆老人行为和精神症状的发生，常常是被种种外加因素激发。为避免或者减少其发作的频率，护理人员必须认识和掌控这些可能因素。导致行为和精神症状发生的常见因素有：

1. 老人的需求没有得到基本的满足：痴呆老人的生活自理能力在衰退，而沟通表达能力的下降，又让老人无法清晰准确地表达自己的诉求。一旦护理人员不能理解老人，或者是护理人员工作态度不好、方法不对和技能不熟等，会让老人感到不舒服，容易导致行为和精神症状发生。

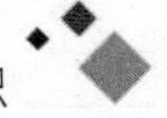



2. 老人身体不适，又无法向护理人员清楚描述自己的不舒服时，容易导致行为和精神症状发生。

3. 老人的生活环境发生改变，让老人感到无所适从或者被认为不安全时，容易导致行为和精神症状发生。

4. 老人尽管近事遗忘，但对很久以前的往事仍然尚存记忆，当环境突然改变，激发了老人不安的想象时，容易导致行为和精神症状发生。

## 二、痴呆老人常见的行为和精神症状

痴呆老人常见的行为和精神症状有：

1. 抑郁、感情淡漠：老人表现出感情活动的衰退，缺乏做事的主动性和兴趣，人际关系淡漠，对周围事物无动于衷，终日郁郁寡欢。

2. 焦虑、激越行为：老人表现出紧张、不安、烦躁和易怒。老人有的会坐立不安，有的会挑剔、争吵或哭喊，有的会撕扯东西、毁坏物品，甚至出现攻击性行为。

3. 妄想和猜疑的偏执症：妄想是痴呆老人较为常见的精神症状，是一种不真实的想象，但患者却深信其存在。比如，认为有人要迫害他，或者说某人偷了他的东西，对周围人员充满猜疑。

4. 幻觉和错觉：幻觉是指有的痴呆老人会在没有刺激作

用的情况下，感觉到一种似乎真实的知觉。其中又分为幻听、幻视和幻触。

错觉是指老人对外部刺激的分析错误，比如，路途遇见张三，却认为是李四。

### 三、痴呆老人行为和精神症状的应对和照护

1. 掌握老人行为和精神症状的详细信息：掌握老人行为和精神症状发生的时间、地点、持续时间；这一行为开始前，曾经发生过什么事？老人出现过哪些征兆或迹象？接触过什么人？这个行为在什么特定的情况下容易发生？

2. 分析行为和精神症状触发的原因：痴呆老人出现行为和精神症状，除去大脑病变这个主因之外，身体不适、护理人员的行为和环境的变化常是重要的因素。护理人员在收集了老人行为和精神症状的信息之后，要对触发原因进行排查。比如：每天都和护理人员外出散步的老人，今天拒绝外出。此时，护理人员就要想到老人是否需要大、小便，要检查老人的足腿是否正常，或者还要考虑到老人其他的不适。护理人员查清了触发行为和精神症状的原因，帮助解决了其中的不适或困惑，就可能避免其发生。

3. 悉心护理，是预防行为和精神症状发生的最有效措施：痴呆老人的大脑已经遭到疾病的破坏，他们的认知功能将越来

越弱，这是无法改变的现实。我们不能期待老人去适应周围的人和环境，只能调整护理方式，来适应老人不断发生的变化。老人若能生活在舒适安全的环境，有爱、有关怀和尊重，就可以有效地减少行为和精神症状的发生。

4．行为和精神症状发生时的应对措施：

（1）识别行为和精神症状发生的预兆，尽可能在症状出现前，转移老人的注意力。例如，通过邀请，温和地引导老人参与到一些活动中去。如一起唱歌、跳舞、开心的玩耍等。

（2）行为和精神症状发生时，护理人员首先要自己保持平静，特别是在面对危机时。其次要帮助老人尽快恢复平静，用温和的方式来解释正在做的每一件事情，让老人有安全感。要避免使用负面词语，尤其是否定或禁止性词语。同时，应当给老人几分钟时间来对做的事情进行反应。

（3）根据老人通常的喜好，找到转移老人注意力的办法。比如，播放他爱听的音乐，护理人员陪伴在一起倾听；或者和他一道外出走一走，放松紧张情绪。如果平时老人有喜欢或者依恋的事物，请尽量给他提供。柠檬或者薰衣草油等的特定香气也能够使大脑获得平静，即使老人的嗅觉已经丧失。

（4）消除环境中的可能诱发因素。比如，出现幻听或错听时，护理人员要检查周边有否噪声。出现幻视时，要检查是不是阳光的照射让老人感到不适，可以把窗帘拉下，遮挡过于强烈的阳光。老人因为看到镜子里的人影而害怕，可以将镜面遮盖起来。消除围绕在周围的噪声或分散注意力的因素，如关掉喧闹的广播、电视节目等。

（5）可以考虑为老人养一只温顺的宠物，如小狗。

## 四、护理人员自身心理保护与社会关爱，是做好痴呆老人养护的重要条件

照护痴呆老人的护理人员，不仅要有一定的专业知识和技能，而且需要承担远超照护普通老人所需的精神压力。诸如，老人的反复质询，错乱的行为，难于进行的口头或者肢体交流，或者单调抑郁的工作环境等等。因此，护理人员要善于自我照顾，注意重塑自己对老人的重要性，保持自己的身心健康，这些是保证高质量地为老人服务的资本。就本人调查的感受和从事养护工作的体会，得出以下几点心得：

1. 护理人员要学习、掌握护理痴呆老人的专业知识和技能。养老机构的护理人员进入痴呆养护区之前，必须先进行专业培训。要有能与痴呆老人沟通的能力，懂得应对各种可能的问题。

2. 养老机构的管理者，要充分认识痴呆老人养护工作的特殊性，爱护、关照在一线工作的护理人员，建立与专业护理工作相适应的管理制度。

3. 在家庭照顾痴呆老人的护理人员，不管是配偶、儿女

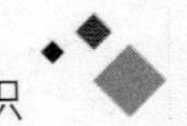

还是护工，除了应该学习专业护理知识之外，要让他们有机会多接触社会。可采用多种方式如电话、网络等与家人、朋友、同事多沟通，避免社交隔离。

4. 陪护痴呆老人的过程中，尽量多设计一些既能锻炼老人，又让自己感到有趣的活动。

# 第四章　养护全程充分利用音乐的魅力

我国古代就有用音乐治疗疾病的记载，有“以戏代药”的说法。早在两千多年前，《黄帝内经·灵枢》和《史记》中云：“天有五音，人有五脏；天有六律，人有六腑。”又载，“角为木音通于肝，徵为火音通于心，宫为土音通于脾，商为金音通于肺，羽为水音通于肾。”古代名医朱震认为：“乐者，亦为药也。”宋代欧阳修以弹琴、听琴治愈了自己的抑郁症。清代吴尚认为：“七情之病，看花解闷，听曲消愁，有胜于服药者矣。”古希腊的毕达哥拉斯曾指出，音乐有治疗疾病的作用。在古埃及，音乐被称为“灵魂之药”。

现代音乐治疗起源于第二次世界大战，在野战医院，医生播放战士们家乡的乐曲，伤员的精神状态迅速得到改善，健康状况明显好转，感染、死亡人数明显减少，手术后愈合率也大大提高，恢复健康的比例大幅度增加。1950 年，在美国成立了音乐疗法国际协会，从此音乐疗法被应用在医学领域中。目前，北美、南美、欧洲、澳洲及亚洲的许多国家都开展了各种形式的音乐治疗。我国也于1989年成立了中国音乐治疗学会。音乐治疗的方法已广泛应用于心理、老年、儿童及其他身心疾病等多个领域。音乐治疗已经逐渐成为一门独立的边缘学科。音乐不仅能够影响人的情绪，而且不同的音乐对某些不同的疾病具有明显的治疗作用。

现代音乐治疗用于老年痴呆的养护，在许多国家和地区取得了成就，美国的联邦法律甚至规定老年病医疗机构必须有音乐治疗可见音乐治疗在这领域的疗效已经为政府和社会所承认。

音乐治疗通过为老年痴呆患者提供感官刺激，使其体验美的感觉，增进生活质量，防止和延缓生理及精神功能退化。美国音乐治疗之父Gaston指出："音乐的力量和价值在于它的非语言内涵。"音乐交流的这一特点，对于临床治疗来说是关键的因素。特别是当语言交流的努力归于失败时，音乐可以帮助照护者与患者建立起良好的关系，而这一关系正是养护成效的关键。

## 一、老年痴呆音乐治疗的应用效果

养护痴呆老人的过程中，恰当地利用音乐常可取得较好的康复效果。

### （一）音乐可以延缓痴呆老人的认知衰退，改善记忆力

欧美国家的音乐治疗临床实践中，音乐早就被用来刺激患

者的记忆。有学者在对一组患者进行常规药物治疗和康复养护的基础上，给予规范的音乐治疗，并采用简易智力状态检查量表进行评估。12 周后，音乐治疗组患者的地点定向、注意计算优于没有使用音乐治疗的对照组；24 周后，音乐治疗组患者的简易智力状态总分、地点定向、注意计算、语言复述等能力均优于对照组。香港中文大学主持的研究报告认为，音乐能够刺激大脑语言中枢，提高记忆力。该研究报告对 90 名 6 ~ 15 岁、经过 1 ~ 5 年西洋管弦器乐训练的学生和 45 名没有经过音乐训练的学生进行词汇记忆能力的测验比较，结果发现，受过音乐训练的学生对词汇的记忆能力明显高于那些没有受过音乐训练的学生。在 1 年后的追踪调查中发现，那些继续进行音乐训练的学生对词汇的记忆力继续得到提高，而停止音乐训练的学生记忆力没再得到提高。在老年痴呆患者的防止记忆力退化的治疗中，音乐疗法成为一种有效的治疗方法。音乐治疗师有意识地给老年痴呆患者播放其青年时代曾经流行的音乐，刺激患者对自己青年时代生活的回忆，并通过唱歌来恢复患者已经开始严重退化的语言能力。现在虽然还不能从神经心理学上确定音乐对记忆的作用是怎么发生的，但是音乐可以刺激人的记忆却是不争的事实。很多上了年纪的人喜爱怀旧的音乐，就是因为音乐能够唤起他们尘封已久的美好回忆，激发与音乐相关的情感。

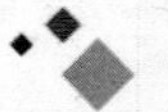

### （二）音乐可以调节痴呆老人的情绪，改善睡眠

对人们身心最为有利的声音莫过于音乐。生活中，我们都有这样的体会，在高兴的时候会情不自禁地哼起歌来；遇到情绪烦躁，特别是精神苦闷时，听听音乐，可以使自己的心灵得到慰藉。

自古以来，音乐一直被当作一种镇静因子，并且也是缓解紧张和压力的手段。新的研究证明，听音乐能够影响大脑中化学物质的释放，使褪黑素分泌水平提高。褪黑素能够调节情绪，减少攻击性和抑郁并提高睡眠质量，使患者精神得到放松，情绪归于平静。迈阿密大学医学院精神病学和行为科学系副教授阿达什・库马博士指出，也许是由于褪黑素水平的提高，接受音乐疗法的患者逐渐变得活跃，睡眠状况改善而且和护士更配合。据报道，研究人员在实验开始前提取患者的血样，然后分别在治疗4周和6周以后重新提取血样，血样分析显示，在音乐疗法治疗期间，患者血液中的褪黑素水平明显提高，而且在治疗停止6周以后，该激素水平仍继续提高。肾上腺素水平和去甲肾上腺素水平在音乐治疗一段时间后也显著提高，但是治疗停止6周后又恢复到治疗前水平。为了达到平静和彻底的放松，患者可以在吃饭时、睡觉前和想放松的时候欣赏一段让自己喜欢的轻松的音乐。

（三）音乐可以调节老年人的心理状态，让痴呆老人感受关爱

我国学者张鸿懿教授参观美国西部的老人院时看到，那里的音乐治疗师是最受欢迎的。全部坐在轮椅里的由 80 岁以上老人组成的“老人乐队”，每人乐呵呵地握着特殊的乐器——只有一个单音的“音块”，治疗师按编排好的曲调指挥，指向哪一个老人，那个老人就击一下“音块”，钟琴般的美妙旋律，就在老人们击打音块的传递中流出，老人们个个注意力集中，等待着指挥棒点给自己的节奏，并摇晃着身体配合音乐的律动。一曲奏完，每个老人脸上都现出愉快和满足的神情。可以观察到，老人院中的每个痴呆老人都参与了音乐治疗。老人院的护理人员介绍说，这些老人平时失去了行动能力，一切只能被动地听从别人，依赖别人，只有在音乐治疗时才能主动地发挥自我，所以这是老人院里很受欢迎的治疗形式。

（四）音乐可以缓解痴呆老人的行为和精神症状

行为和精神症状的处置，是痴呆老人养护过程中的难题。音乐可以改变患者的某些认知及举止行为。当患者有不良情绪时，进行音乐安慰，可采取重新定向的办法进行改善。音乐可以引导人们步入音乐所赋予的意境，对患者的精神及心理产生巨大的调节作用。有学者抽取 4 家护理机构的 30 例平均年龄 82 岁的老年痴呆患者，对其实施音乐疗法，内容包括唱歌和

玩音乐游戏等，每周2次，每次30分钟，持续4周。在实施前、中、后分别进行破坏行为量表评分，患者的激越行为显著降低。许多实践也已证明，将痴呆老人置于安静的环境，护理人员陪同聊天，并播放音乐，同样可以防止激越行为发生。如果播放的是患者喜爱的乐曲，效果更好。

## 二、音乐治疗的方法

### （一）音乐治疗方法分类

音乐治疗的方法与技巧多种多样，在具体的运用上，应因人、因病情而异，由音乐治疗师选择恰当的方法。常用的音乐治疗方法有单纯的音乐疗法和音乐的物理疗法。老年痴呆的音乐治疗，通常只用单纯的音乐疗法。

单纯的音乐疗法是指利用音乐综合性的治疗特性，有目的、有计划地用于某些疾病的康复和机能改善的一种方法。具体又可分为：

1. 主动式音乐治疗，即参与者通过和音乐治疗师一起歌唱、演奏乐器、律动舞蹈等形式积极主动地参与到音乐治疗活动中。包括再创造式、创造式、即兴式三种音乐疗法。

2. 被动式（或聆听式）音乐治疗，是通过被动聆听音乐的方式进行。音乐可以是录制播放的，也可以是现场演奏的，根据患者的情况，在养老机构由音乐治疗师进行曲目的选择，在家庭由护理人员选择。通过聆听音乐引起患者生理、心理、认知、精神、情绪等方面的改变，使患者的精神、神经系统得到调节，从而达到治疗和康复的目的。

### （二）老年痴呆的音乐治疗方法

在养老机构生活的早、中期老年痴呆患者可以利用主动式音乐治疗方式，开展小集体活动。中国音乐治疗师在英国伦敦郊外的老年疗养所参与的一次团体神经音乐治疗中，就亲身感受到这种技术对治疗进程的积极影响。在这次团体活动中，治疗师用曼陀铃即兴演奏了一段中国曲调，之后，安德利拉·弗里曼博士（伦敦资深音乐治疗师）提议再演奏一段音乐并请大家讨论。在治疗师的引导下，一位 89 岁高龄的老太太从轮椅上站起来，用令人难以置信的高音即席演唱了《弥赛亚》中的一段咏叹调，并且与大家分享了她作为一名英国女高音歌唱家年轻时访问中国的美好记忆。这是“再创造式音乐治疗”的例证。

在家庭生活中，中、晚期患者应以聆听式音乐治疗为主，让患者保持良好的情绪状态，不妨多播放患者喜欢的歌曲或者家乡的一些歌谣、戏曲、二人转、快板之类，只要是患者熟悉并且喜欢的都可以。虽然疾病损害了他们的认知能力，但是他们还有自我意识，能感受到来自家人对自己的爱，这份温暖就是患者人生最后阶段最大的安慰。

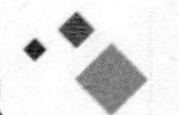

治疗时音乐的选择，须遵循患者病情和个人爱好，如：

1. 唤起记忆的。对于现在 60 ~ 80 岁的老人而言，熟悉的代表曲目有《在那遥远的地方》《敖包相会》《让我们荡起双桨》《洪湖水浪打浪》《唱支山歌给党听》《莫斯科郊外的晚上》《红莓花儿开》《谁不说咱家乡好》等 20 世纪五六十年代的歌曲。

2. 镇静安神的。如格里格《小夜曲》、柴可夫斯基《小夜曲》、马思聪《思乡曲》、古曲《汉宫秋月》等。

3. 改善失眠、健忘状态的。古曲《良宵引》、舒曼《梦幻曲》、肖邦《夜曲》（肖邦的《夜曲》较多，常用降 E 大调《夜曲》）等。

作者在已经渡过的十三年陪护生涯中，也深切地体会到音乐对妻子病状延缓的积极作用。每当她情绪不好，郁郁寡欢时，只要放一段她喜欢的轻音乐，情绪就能得到缓解。这么多年来，家里轻音乐总是不断地回响，她的精神状态一直是松弛的，也没有发生过什么不好处理的行为和精神症状。如今，尽管主动的语言能力已基本丧失，但她仍能跟随乐曲哼唱。同时，手舞节拍，融于情感。

# 第五章 家庭是痴呆老人的养护主体

## 一、痴呆老人居家养护是社会传统，也是病情所需

由于痴呆老人对新环境的适应能力较低，目前，各个国家均提倡尽可能使痴呆老人留在自己家中照护，或者以居家照护为主，接受各类社会资源的扶持。在这种照护模式下，痴呆老人生活在家中，既不脱离熟悉的家庭环境和亲人，同时又可得到多种正式或非正式的社区资源的支持服务，如日间照顾中心的短时照顾服务、居家照顾服务的支持和帮助。这在欧、美、日本，以及我国台湾、香港大体都是如此。

中华民族有几千年的优秀的家庭赡养传统，远在先秦就强调家庭赡养的职责与义务。正如《孝经》里所言："孝子之事亲，居则致其敬，养则致其乐，病则致其忧……"《论语》里也有"父母在不远游"的说法，"养儿防老"的思想在我国根深蒂固。进入现代社会之后，人口流动活跃，家庭规模小型化，家庭养老的功能在弱化，但是，老人仍然以居家为安。调查显示，我国 90% 的老人选择居家养老。早、中期的痴呆患

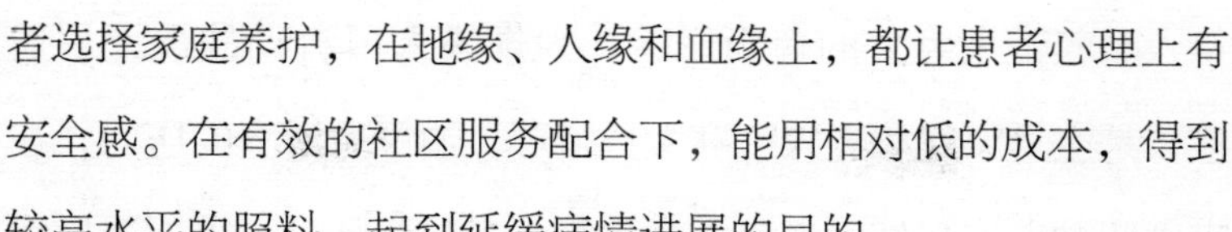

者选择家庭养护，在地缘、人缘和血缘上，都让患者心理上有安全感。在有效的社区服务配合下，能用相对低的成本，得到较高水平的照料，起到延缓病情进展的目的。

## 二、痴呆老人居家养护的困难和问题

### （一）痴呆老人家庭的经济和身心压力

家有痴呆老人，给家庭和家庭照护者主要带来三方面的压力：一是经济压力。痴呆患者就医的费用，这是直接的费用；而照护者因为承担着照护工作，无法从事有酬劳动，或者因为经常需要请假、缺勤造成经济损失，是间接的费用。二是照护者身体的影响。长期照护痴呆老人是比较枯燥的，是既耗体力又费精力的劳动，许多照护者显现不同程度的身心疲惫、身体不适等。三是精神方面的影响，长期与痴呆老人的紧密接触，单调、寂寞且重复、烦琐，照护者会产生孤独、失落或者沮丧等情绪。

### （二）照护技能缺乏

痴呆老人的照料护理有着较高的专业化要求，这对于大多数的家庭来说，是一个挑战。技术上的难题使得配偶或者子女对于承担家庭长期照料护理力不从心，照护效率事倍功半。

### （三）家庭结构空间分离，照护者鞭长莫及

改革开放以来，打工经济对农村与城市家庭结构，以及老

年人赡养带来巨大的负面影响，大规模人口流动的最大后遗症，是空巢家庭和老人家庭大量涌现。迫于生活上的压力，在家中照护老人与外出谋生之间，绝大多数青壮年不得不选择后者。空间上的分隔，使得一些青壮年即使有心照护老人，但也只能是鞭长莫及。

## 三、痴呆老人居家养护需要社会支持

我国的社会传统、患者的意愿和当前国家经济实力现状，决定了家庭仍是痴呆老人养护的主体。因此，社会扶持必然要建立在充分发挥家庭养护作用的基础之上。

1. 政府加强经济扶持：政府在经济上要在现已实施的高龄补贴基础上，建立痴呆（或失能）老人护理保险制度或者提供护理补助资金，对居家养护痴呆老人的养护人员，发放养护服务补贴，以缓解其家庭成员因要照料痴呆老人，影响收入的部分困难。

2. 法律上明确家庭瞻养老人的责任：按我国现时经济和社会实际，仍须弘扬孝道精神，并在法律上明确子女对老人的赡养责任。

3. 加强服务队伍专业化建设，加快养老服务机构对痴呆老人护理服务知识和技能培训的步伐：各地要通过专门院校培养、在职培训、岗位训练等多种途径，把养老服务人员训练成

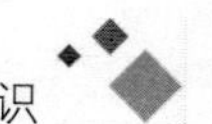

掌握专业社会工作知识和养护服务技能的专门人才。加快培育、发展养老服务行业中的中介组织和社会团体，承担起痴呆老人长期照护的服务功能。对高校毕业生、农民工、有工作体能的残疾人和城镇就业困难人员创办家庭服务业企业的，应在政策上给予相应照顾。

4. 推动社区卫生服务与社区助老服务体系相结合：社区卫生服务和社区助老服务，对于提高家庭照护工作水平，缓解家庭长期照料护理的困难是重要的依托，可以为家庭照护者提供专业技术指导，并提供短期照护帮助和精神支持，有助于改善家庭照护者的身心健康，让痴呆老人的养护工作得益。这也是《联合国老龄问题宣言》当中所推荐的老年养老服务方式，政府要支持和加强其建设。然而，我国在这方面还是比较薄弱的。社区医疗服务和社区助老服务一直是孤立存在的，和老年活动中心也互不联系，影响了服务老人的综合功能。我们应加强这些老人健康和生活服务机构彼此之间的紧密协作，为老年人群提供跨专业的服务，建立一个无缝的长期照料体系，使痴呆老人居家养护工作的技术指导与服务扶持结合于一体，让早、中期痴呆老人有日托活动场所，并定期或者不定期为家庭照护者提供暂替（或喘息）服务。

5. 痴呆老人专业护理机构是居家养护的后续支持：随着病情进展，痴呆老人的认知功能将日益衰退，同时伴有各种行为和精神出现，家属已难于应对。此时，需要入住医院或老年养护机构，由专业照护者提供照护。要求养护机构有一定的医疗设施和经过专业训练的护理人员，能够全天24小时提供生活照顾和医疗护理，有专业人员管理痴呆老人的营养、药物、精神和照顾计划等。在发达国家、我国港澳台地区及大陆少数大城市，有专门照护痴呆患者的老年护理院。一般的老年护理院中专门设置痴呆单元，为痴呆老人提供生活护理、心理护理和康复训练。老年护理院在照顾好痴呆老人的同时，能保护好其他老人不受干扰。

## 四、居家养护照料工作者工作要点

1. 认真学习老年痴呆护理知识：痴呆老人的养护是一个漫长的过程，涉及的知识面甚广，要求护理人员认真学习，内容包括理论知识、生活技能及专科护理技能（包括与痴呆患者沟通技巧、功能训练）三大部分。

2. 树立安全意识：管理好危险物品，防止意外事故的发生。室内电源、煤气、火种、刀具、有毒有害物品都应妥善保管和处理。阳台门及窗户应当加锁，防止患者坠楼。应注意保持地面平整，瓷砖地注意防滑。对有活动能力的老人，要防止其独自外出，并在其衣物口袋中放置家中住址和电话信息，避免老人走失。可以把最外面的防盗门反锁，防止患者自行外出，但注意家里一定要有人，不要把患者单独锁在家里。此外，还应该告诉邻居和当地社区服务部门患者的情况，列一个清单并留相关人员的电话。

3. 尽量维持原有的生活习惯和生活环境：日常生活用品摆放应定点定位，患者的房间及使用物品、储柜等，用明显的标志标明，便于识别和记忆，避免搬迁或改变家具位置。总之，环境越简单越易识别，患者感觉越方便。

4. 培养老人的自信：生活基本能够自理的，尽可能让他自己去做，树立患者的信心。可以多与患者聊他一生中比较得意的事情，提高患者的兴趣，但时间不宜过长，交谈语速不宜太快，要给患者以较多的反应时间。

5. 积极防治各种慢性疾病：研究证明，高血压、动脉粥样硬化、冠心病、血脂异常、糖尿病、中风、肺气肿、慢性支气管炎等疾病都会影响大脑的供血、供氧及营养代谢，与老年痴呆的发生有密切关系。慢性病患者要定期检查，及时治疗，控制病情的发展。

## 五、家庭照护者的自我保护

家庭照护者往往既是痴呆老人的经济承担者，又是面对磨难的英雄，要孜孜不倦的付出，尽最大能力提供照护，且常常无法顾及自己的基本需求。当老人越来越依赖照护者的帮助时，照护者承受的照护任务和精神压力越来越重，特别是口头交流越来越困难，惯常的做法越来越不起作用，解决了一个问题，另一个问题又接着冒出来，照护者不得不不断调整自己来适应新的问题。在老年痴呆症的最后一个阶段，照护老人几乎占据了照护者所有的时间，照护者也会变得越来越孤单，身体状况越来越糟糕。

照护者的自我管控和松解办法主要有：

1. 与其他照护痴呆老人的照护者取得联系，建立微信群，相互交流照护的经验，分享处理困难的办法和心路历程。

2. 联系当地日间照护中心、居家养老服务中心、社区居委会或者其他社会公益组织以获得帮助。

3. 让亲戚朋友提供一些短暂的托管照护帮助，哪怕只有1个小时，以便能够散散步、做会运动或和朋友聊聊天。有条件的可以请一个护工。

4. 保持体育运动，这能够明显降低压力并改善睡眠。

5. 积极参加热爱的活动，这能够保持大脑活力，激发对生活的信心。

图书在版编目(CIP)数据

让痴呆老人享受生活 / 陈一新编著. －－ 南昌：江西科学技术出版社，2018.10
ISBN 978－7－5390－5540－4

Ⅰ. ①让… Ⅱ. ①陈… Ⅲ. ①阿尔茨海默病－防治
Ⅳ. ①R749.1

中国版本图书馆 CIP 数据核字(2017)第 219483 号

国际互联网(Internet)地址：
**http://www.jxkjcbs.com**
选题序号:ZK2017083
图书代码:B17080－102

**让痴呆老人享受生活** 陈一新 编著

| | |
|---|---|
| **出版发行** | 江西科学技术出版社 |
| **社址** | 南昌市蓼洲街 2 号附 1 号<br>邮编:330009 电话:(0791)86623491 86639342(传真) |
| **印刷** | 江西千叶彩印有限公司 |
| **经销** | 各地新华书店 |
| **开本** | 850mm×1168mm 1/32 |
| **字数** | 100 千字 |
| **印张** | 3.75 |
| **版次** | 2017 年 9 月第 1 版 2018 年 10 月第 2 次印刷 |
| **书号** | ISBN 978－7－5390－5540－4 |
| **定价** | 18.00 元 |

赣版权登字－03－2017－319